ARCHANA GUPTA
NUPUR RATHI
VIJAY PRAKASH GUPTA

REABILITAÇÃO TOTAL DA BOCA

AF534161

ARCHANA GUPTA
NUPUR RATHI
VIJAY PRAKASH GUPTA

REABILITAÇÃO TOTAL DA BOCA

REABILITAÇÃO DE BOCA CHEIA

ScienciaScripts

Imprint
Any brand names and product names mentioned in this book are subject to trademark, brand or patent protection and are trademarks or registered trademarks of their respective holders. The use of brand names, product names, common names, trade names, product descriptions etc. even without a particular marking in this work is in no way to be construed to mean that such names may be regarded as unrestricted in respect of trademark and brand protection legislation and could thus be used by anyone.

Cover image: www.ingimage.com

This book is a translation from the original published under ISBN 978-3-659-85064-6.

Publisher:
Sciencia Scripts
is a trademark of
Dodo Books Indian Ocean Ltd. and OmniScriptum S.R.L publishing group

120 High Road, East Finchley, London, N2 9ED, United Kingdom
Str. Armeneasca 28/1, office 1, Chisinau MD-2012, Republic of Moldova, Europe
Managing Directors: Ieva Konstantinova, Victoria Ursu
info@omniscriptum.com

Printed at: see last page
ISBN: 978-620-8-60696-1

Copyright © ARCHANA GUPTA, NUPUR RATHI, VIJAY PRAKASH GUPTA
Copyright © 2025 Dodo Books Indian Ocean Ltd. and OmniScriptum S.R.L publishing group

Conteúdo

Introdução

A reabilitação da dentição mutilada é uma tarefa desafiadora. Anteriormente, dependia apenas da experiência prática e do julgamento clínico do operador. As filosofias conflitantes em relação à reabilitação de boca inteira sempre criaram muita confusão entre os profissionais. Cada caso é único como uma impressão digital e há inúmeras maneiras de abordá-los. O gerenciamento bem-sucedido desses pacientes deve envolver uma análise completa de vários problemas e uma abordagem multidisciplinar planejada. O gerenciamento protético desses pacientes deve ter como objetivo não apenas restaurar a estética, mas também garantir níveis ideais de função e conforto [1,2] mecanismo mastigatório saudável, estético, bem funcional e autossustentável . [3]

A palavra "reabilitação" é derivada das palavras latinas re, que significa "novamente". e habilitare , que significa "adequado ". A reabilitação oral se aplica a todos os aspectos da odontologia necessários para tornar a anatomia e a fisiologia "adequadas novamente". A reabilitação oral implica uma meta ou objetivo básico que é alcançado por meio de exame, diagnóstico, planejamento de tratamento e tratamento. Ao determinar um diagnóstico preciso, uma sequência de procedimentos de tratamento multidisciplinar coordenados pode ser planejada. [4]

De acordo com o *Glossário de Termos Protéticos* , 2005, a reabilitação bucal é a restauração da forma e da função do aparelho mastigatório o mais próximo possível do normal [5]

O objetivo da reabilitação bucal completa é a reconstrução, restauração e manutenção da saúde de todo o mecanismo oral. A realização deste objetivo requer uma compreensão e utilização de todos os potenciais dinâmicos disponíveis. De todos os procedimentos, a reabilitação oclusal é um dos procedimentos de tratamento mais importantes seguidos durante a reabilitação bucal completa. O papel da reabilitação oclusal pode ser compreendido pelo fato de que a reabilitação bucal completa é frequentemente referida como reabilitação oclusal. [6,7]

O conceito de reabilitação bucal completa depende basicamente de três princípios comprovados e aceitos. Estes são (1) a existência de uma posição fisiológica de repouso da mandíbula que é constante, (2) o reconhecimento de uma dimensão vertical variável de oclusão e (3) a aceitação de uma oclusão funcional dinâmica cêntrica [2] . Estes princípios foram básicos no desenvolvimento do conceito miofuncional de mastigação e promoveram o desenvolvimento do conceito fisiológico de oclusão. [8,9,10]

Revisão de Literatura

Ben R Bronstein (1954) [1] discutiu alguns dos conceitos controversos como fisiologia oral, oclusão fisiológica ou ótima, equilíbrio bilateral versus carga ótima na técnica de reabilitação oclusal biomecânica e concluiu que o raciocínio previsto em princípios sólidos, juntamente com uma técnica específica, fornece os resultados mais satisfatórios e gratificantes.

Harry Kazis (1954) [2] discutiu os conceitos teóricos e práticos básicos para a reabilitação completa da boca. Ele afirmou que a ciência da reabilitação completa da boca repousa sobre três fundamentos comprovados e aceitos: a saber, a existência de uma posição fisiológica de repouso, que é uma constante; o reconhecimento de uma dimensão vertical variável; e finalmente a aceitação de uma oclusão cêntrica funcional dinâmica.

Charles Brecker (1954) [3] descreveu uma abordagem prática para a odontologia restauradora extensiva e afirmou que a melhora estética e a melhora oclusal funcional são duas conquistas importantes desejadas na odontologia restauradora extensiva. Ele discutiu ainda as várias limitações na reabilitação oclusal, como diferentes níveis oclusais entre os dentes anteriores e posteriores, assimetrias no corpo e desgaste natural por atrito que impedirão a execução bem-sucedida do tratamento.

Joseph S. Landa (1955) [4] discutiu as práticas clínicas e os princípios teóricos na reabilitação bucal. Ele havia declarado ainda os vários princípios e consequências na prática clínica de elevação da mordida com ênfase em:

1) Espaço interoclusal

2) Articulação temporomandibular

3) Práticas restauradoras de cobertura total e imobilização excessiva.

Vincent R. Trapozzano (1955) [5] discutiu os conceitos de oclusão e várias terminologias controversas, como relação cêntrica, posição de repouso, eixo de articulação. Ele afirmou ainda que as mudanças nas definições devem ser baseadas em maior conhecimento e compreensão e nunca devem ser baseadas em um ponto de vista pessoal estreito.

Stanley B. Chestner (1955) [6] discutiu sobre os usos de talas de resina acrílica de cura a frio no curso da reabilitação oclusal. Ele afirmou que elas podem ser usadas para proteger pilares, fornecer substituições imediatas, imobilizar dentes periodontalmente envolvidos, testar a tolerância do paciente a um novo nível oclusal, segurar pacotes gengivais e evitar o movimento dos dentes pilares.

Max Kornfeld (1955) [7] discutiu os vários fatores biológicos, como eixo de articulação, relação cêntrica, caminho do côndilo, que devem ser compreendidos para criar e manter uma articulação fisiológica. Ele concluiu que esse conhecimento mostrará a importância do uso de dentes com cúspides, e as formas e meios de fazê-los funcionar adequadamente.

Nathan Lewis Dubin (1956) [8] discutiu os avanços mais recentes na reabilitação oclusal, incluindo os conceitos biológicos de oclusão de dobradiça, estabilização e transografia. Ele concluiu que, com diagnóstico adequado, consideração do movimento de Bennet e oclusão equilibrada com cúspides que funcionarão em harmonia com os movimentos da mandíbula, podem ajudar a restaurar bocas patológicas para uma melhor saúde por meio da oclusão fisiológica científica dos dentes.

Raymond MC, Harvey S (1957) [9] discutiram os vários instrumentos essenciais para obter dados necessários para fazer um diagnóstico funcional da boca humana, como as qualidades articulatórias e arranjos dos dentes naturais, as inter-relações das mandíbulas enquanto em trabalho e em fechamento central, a orientação direcional reguladora fornecida pelas articulações da mandíbula e os músculos da mastigação que dão movimento e poder ao mecanismo oral. Eles concluíram que qualquer reabilitação protética pode ser útil para a saúde oral somente se cumprir as prescrições ditadas pelo conhecimento diagnóstico das condições fisiológicas orais.

Victor EW (1957) [10] discutiram um método para obter uma oclusão harmoniosa na construção de próteses parciais fixas usando resinas acrílicas de autopolimerização rápida , que produziram superfícies oclusais que necessitaram de poucos ajustes no lado da cadeira.

Louis Alexander Cohn (1957) [11] discutiu os vários procedimentos de tratamento integrados na reabilitação oclusal para uma dentição debilitada utilizando odontologia periodontal, cirúrgica, ortodôntica, operatória e protética. Ele concluiu que o tratamento por reabilitação oclusal deve incluir o recapeamento da anatomia do dente em pedaços para uma oclusão melhorada dos dentes; substituição de restaurações inadequadas; e talas de dentes por prótese fixa para influenciar a resposta funcional ao periodonto.

Arthur F Schopper (1959) [12] discutiu as causas e efeitos da perda da dimensão vertical e as várias modalidades de tratamento recomendadas. Ele concluiu que, ao restaurar a dimensão vertical perdida, a vida da dentição pode ser prolongada, a eficiência do mecanismo dentário pode ser aumentada, muitas doenças dentárias podem ser prevenidas e os contornos faciais podem ser restaurados.

Samuel F (1959) [13] disse que dados diagnósticos como histórico do paciente poderiam ser usados efetivamente para integrar um plano de tratamento. Ele concluiu que um conhecimento profundo do assunto, um grau adequado de habilidade e experiência, julgamento clínico sólido e um esforço máximo constituíam os recursos mais importantes e definitivos dos dentistas para lidar e vencer os problemas envolvidos em lidar com várias situações desdentadas.

Harry RS (1959) [14] discutiu o papel das próteses parciais fixas no planejamento do tratamento para reabilitação oclusal. Ele concluiu que o principal objetivo de uma prótese parcial fixa no tratamento de reabilitação oclusal não era a substituição de dentes perdidos, mas a estabilização dos dentes restantes, especialmente os dentes pilares, contra forças destrutivas. Ele enfatizou ainda o uso de princípios biomecânicos na reabilitação oclusal bem-sucedida.

Clyde H. Schuyler (1959) [15] estudou o papel da orientação incisal e sua influência na odontologia restauradora. Ele concluiu que a orientação incisal é o fator mais predominante que controla os contornos oclusais posteriores na reabilitação oral completa da dentição natural e, portanto, o estabelecimento da relação do dente anterior, estética e orientação incisal deve ser o primeiro passo no planejamento da reabilitação oral.

Arvin WM e Lindsey DP (1960) [16] descreveram os procedimentos de diagnóstico e análise para reabilitação completa e as técnicas para usar o Instrumento Panky -Mann para estabelecer o plano funcional de oclusão, altura da cúspide, profundidade da fossa e ângulo de inclinação no planejamento do tratamento e restauração dos dentes posteriores inferiores. Eles concluíram que o estabelecimento de um plano oclusal funcional dos dentes posteriores inferiores era a decisão mais importante a ser tomada no diagnóstico para reabilitação oclusal.

Lindsey DP e Arvin WM (1960) [17] descreveram um método de reabilitação dos dentes superiores usando um registro de caminho gerado funcionalmente com base em uma modificação dos princípios descritos por Meyer e Brenner, utilizando moldes de guia nos caninos superiores para controlar o desenvolvimento de uma oclusão funcional.

Arthur EK , (1960) [18] discutiu os méritos e deméritos relativos da cobertura parcial versus a coroa fundida completa. Ele concluiu que a conservação da estrutura do dente e a colocação de quantidade mínima de material restaurador em contato com os tecidos gengivais sempre que possível devem ser o objetivo principal dos dentistas que restauram várias condições.

Harry K, Alberto JK (1960) [19] disse sobre os vários conceitos e princípios da reabilitação bucal completa por meio de próteses parciais fixas. Ele concluiu que o objetivo da reabilitação bucal completa deve ser a reconstrução, restauração e manutenção da saúde de todo o mecanismo oral.

William H. P. II (1960) [20] descreveu o papel dos modelos de estudo no diagnóstico e no planejamento do tratamento em dentaduras parciais fixas e seu valor quando são montados funcionalmente utilizando uma transferência de arco facial arbitrária e um registro de relação cêntrica interoclusal. Ele concluiu que com esse auxílio a localização e o efeito de prematuridades na relação cêntrica podem ser estudados para obter uma melhor compreensão da oclusão do paciente.

George HM (1960) [21] avaliou a importância da oclusão cêntrica no diagnóstico e planejamento do tratamento em próteses parciais fixas. Ele concluiu que a relação dentária maxilomandibular quando a mandíbula estava em sua posição de dobradiça terminal era fundamental no planejamento do tratamento e o objetivo era restaurar relações harmoniosas de cúspides dentro de limites fisiológicos que são correlacionados com a orientação condilar.

Michael Turoff (1960) [22] afirmou a importância da manutenção da relação maxilo-mandibular durante a reabilitação oclusal. Ele concluiu que quando cáries e/ou condições periodontais ditam uma técnica de cobertura completa, a manutenção da relação maxilo-mandibular desejada é de suma importância.

JM Schweitzer (1961) [23] discutiu uma abordagem conservadora para reabilitação oral por meio de reabilitação oclusal completa. Ele concluiu que o objetivo desse tratamento é a preservação do órgão dentário como um aparelho funcional que inclui mastigação, fala e aparência estética.

Milton Hausman (1961) [24] descreveu uma técnica de fabricação e usos de coroas de transição em próteses dentárias fixas e em reconstruções oclusais extensas. Ele concluiu que essas coroas tinham usos valiosos em 1) determinação da dimensão vertical da oclusão, 2) determinação da relação cêntrica, 3) estabelecimento do plano oclusal, 4) localização de contatos oclusais defletivos.

Leonard I. Linkow (1961) [25] descreveu uma técnica de reabilitação oral utilizando impressões de banda de cobre como copings de transferência, o que é valioso para a revelação imediata do paralelismo da preparação, para a transferência precisa dos copings e para a duplicação dos dentes preparados. Ele concluiu que a técnica é simples e produz excelentes resultados na reabilitação completa da boca.

Gilbert PS (1961) [26] sugeriu os vários objetivos que deveriam ser considerados essenciais no planejamento de uma prótese parcial fixa. Ele concluiu que vários fatores como a integração dos componentes ou partes da prótese parcial fixa, o custo de sua fabricação e a assistência laboratorial competente devem ser incluídos no planejamento bem-sucedido do tratamento de próteses parciais fixas.

William HP II (1962) [27] discutiu a importância de determinar a oclusão adequada no diagnóstico e no planejamento do tratamento de dentaduras parciais fixas. Ele concluiu que a maneira mais precisa de atingir o tratamento planejado ao restaurar as superfícies oclusais de muitos ou todos os dentes posteriores com dentaduras parciais fixas era proteger e transferir a relação cêntrica para um instrumento de articulação adequado.

Arthur EA (1962) [28] discutiu as várias escolas de pensamento sobre o eixo horizontal. Ele concluiu que a posição da dobradiça terminal é a posição do eixo horizontal da mandíbula quando ela está em sua posição mais posterior e a precisão da localização é uma questão de interpretação.

Ernest BN (1963) [29] discutiu a aplicação de princípios fundamentais na reconstrução oclusal com o emprego do conceito de área unitária. Ele concluiu que o conceito de área unitária na reabilitação oclusal fornece uma boa abordagem prática para o tratamento restaurador.

S. Meigs Jones (1963) [30] discutiu os vários princípios de obtenção de oclusão na reabilitação oclusal. Ele concluiu que os objetivos da reabilitação oclusal são obter uma ótima saúde oral, eficiência funcional, conforto bucal e estética.

Clyde H Schuyler (1963) [31] discutiu a função e a importância da orientação incisal na reabilitação oral. Ele concluiu que a reabilitação oral completa pode ser realizada de forma mais satisfatória pela técnica de caminho funcionalmente gerado, realizada em menos tempo, com menos problemas e falhas.

Benjamim VB (1966) [34] discutiu uma técnica para diagnosticar e planejar o tratamento de pacientes que necessitam de reabilitação oclusal. Ele descreveu uma técnica de fazer preparações dentárias em moldes montados com precisão e encerou as restaurações propostas em moldes diagnósticos antes que as preparações fossem feitas nos dentes na boca.

Arvin WM (1967) [35] descreveu a importância de um procedimento organizado para exame, diagnóstico e planejamento de tratamento antes da reabilitação oclusal. Ele discutiu as várias opções de tratamento e seus benefícios alcançados para o paciente, consultor e dentista.

James HG (1968) [37] avaliou o valor dos moldes diagnósticos no planejamento e organização de próteses fixas. Ele enfatizou o valor do procedimento de enceramento diagnóstico, pois ajuda a planejar melhores restaurações, conservar tempo de cadeira, melhorar a coordenação entre o dentista, o técnico e também melhorar a educação do paciente. Ele também sugeriu que a reabilitação oral pode ser realizada em quadrantes ou pequenas unidades com o uso do enceramento diagnóstico.

Harry S (1969) [38] discutiu o método de uso de vários materiais de registro interoclusal, os méritos e deméritos de diferentes materiais usados para obter um registro de relação cêntrica preciso e seu uso no diagnóstico e planejamento de tratamento em dentaduras parciais fixas. Ele estudou o uso de cera, óxido de zinco eugenol, gesso e resina acrílica e concluiu que a resina acrílica pode se tornar o material de escolha para fazer registros interoclusais.

Florian JK e Gerald JZ (1969) [39] descreveram a técnica checkbite (registro interoclusal) em grandes reconstruções orais para facilitar a configuração de um instrumento totalmente ajustável. Eles concluíram que esses aparelhos de registro são menos caros e o procedimento consome menos tempo do que aqueles usados no método pantográfico .

Robert RS (1969) [41] estudou por exame objetivo de pacientes de um ponto de vista clínico para determinar a incidência natural de oclusão protegida por cúspide. A influência dos cúspides maxilares foi notada na oclusão cêntrica e em posições protrusivas. Ele concluiu que a ocorrência natural de um mecanismo de proteção de cúspide é relativamente grande, mas de forma alguma predominantemente esmagadora.

Bull AW (1970) [42] discutiu o uso de diagnóstico preciso na prevenção de falhas em dentaduras parciais fixas. Ele discutiu sobre três áreas que eram relevantes para o diagnóstico e planejamento do tratamento, a saber, o tratamento do paciente adolescente, desarmonia oclusal e fatores periodontais. Ele concluiu que as falhas poderiam ser evitadas se a devida atenção fosse dada ao escrutínio dessas áreas.

Lawrence JC (1973) [43] discutiu um plano de tratamento abrangente em uma dentição periodontalmente envolvida combinando próteses e modalidades terapêuticas periodontais . Ele concluiu que a compreensão mútua dos fatores etiológicos presentes e o design final fornecerão o controle total necessário para o tratamento bem-sucedido.

Michael CF (1974) [44] sugeriu um plano de tratamento para substituir o canino maxilar ausente usando o primeiro e o segundo pré-molares como pônticos e anexando um pôntico de cantilever como um cantilever. Ele concluiu que um planejamento cuidadoso do tratamento poderia ajudar a alcançar uma substituição bem-sucedida do canino maxilar ausente.

Don WM, Martin C C , Robert S S (1975) [46] apresentou um esboço de procedimento para a realização de um enceramento diagnóstico na fase de diagnóstico e planejamento do tratamento de reabilitação oral completa. Ele concluiu que o uso desta técnica poderia diminuir a possibilidade de erro na construção de qualquer prótese parcial fixa extensa.

Nigel GC (1976) [47] considerou a implicação potencial para o aparelho de fixação de dentes usados como pilares para próteses parciais fixas. Ele sugeriu a avaliação adequada das radiografias, lei de Antes, análise oclusal, avaliação periodontal e relações inter e intra-arcos antes de decidir usar os dentes como pilares.

Jack DP (1976) [48] descreveu uma abordagem sistemática e ordenada para o problema de estabelecer fonética, estética e função harmoniosas em restaurações fixas. Ele concluiu que realizar um enceramento diagnóstico adequado poderia ser um recurso valioso no cuidado protético fixo.

Stephen PB (1978) [49] a relação dos dentes anteriores maxilares e mandibulares na restauração e manutenção da oclusão ideal que não desgasta, promove periodonto e articulação temporomandibular saudáveis e mantém um mecanismo neuromuscular silencioso. Ele concluiu que o dente anterior é a chave para desenvolver e perpetuar uma oclusão ideal.

Jerome LF (1980) [50] afirmou que o planejamento da preparação correta do dente e a reconstrução adequada da anatomia da coroa são essenciais para a manutenção e preservação de um periodonto saudável. Ele concluiu que a reconstrução anatômica da coroa com uma adaptação marginal perfeita forneceria um ambiente adequado para manter a saúde dos tecidos periodontais circundantes.

TK Binkley e CJ Binkley (1988) [53] discutiram uma técnica prática de reabilitação de boca inteira combinando as vantagens do lado da cadeira da reconstrução programada do quadrante com as vantagens laboratoriais associadas à reabilitação simultânea de boca inteira.

Herbert S (1988) [54] discutiu a reabilitação oral completa com porcelana usando estética e design de superfície oclusal suportado por computador. Ele concluiu que o tratamento protético com coroas cerestore cerâmicas completas tem uma série de vantagens decisivas sobre a restauração metalocerâmica.

Linda JT (1990) [57] discutiu a revisão da história e relevância atual do contexto teórico para a orientação anterior. Ele concluiu que quando o sistema de orientação anterior precisa ser restabelecido ou alterado, a orientação canina é uma escolha melhor do que as técnicas funcionais de grupo.

Sumiya Hobo (1991) [58] tinha revisado o mecanismo de orientação anterior para fornecer o entendimento da técnica de mesa dupla, que é um método prático para estabelecer orientação anterior a partir do caminho condilar. Ele concluiu que a desoclusão posterior é crucial no controle de forças laterais prejudiciais e os molares devem desocluir um pouco mais do que o desvio no caminho condilar para evitar interferências oclusais.

Sumiya Hobo (1991) [59] **discutiu o procedimento prático para criar** desoclusão molar usando uma técnica de mesa dupla na reabilitação oclusal. Ele concluiu que essa nova técnica desenvolve orientação anterior para criar uma desoclusão predeterminada e harmoniosa com o caminho condilar.

Clifford WF (1992) [60] descreveu procedimentos e técnicas preliminares para remodelação oclusal com base nos princípios de manutenção da altura máxima da cúspide, posicionamento de vetores de força em direção ao eixo vertical médio dos dentes posteriores concomitantemente com contatos simultâneos ideais das cúspides e desoclusão dos dentes posteriores pelos dentes anteriores usados para eliminar contatos oclusais defletores excêntricos e para fornecer uma intercuspidação máxima estável.

Michael WP (1993) [61] discutiu a importância da oclusão na odontologia restauradora. Ele concluiu que toda terapia oclusal se relaciona, em última análise, com a posição de articulação da mandíbula e o esquema oclusal ideal é a proteção mútua, na qual os dentes posteriores entram em contato simultaneamente e igualmente na oclusão cêntrica, os caninos excluem os dentes posteriores em excursões laterais e os dentes anteriores excluem os dentes posteriores em protrusão.

Curtis MB e David AK (1993) [62] revisaram a evolução dos conceitos oclusais para entender como diferentes teorias se inter-relacionam, onde elas concordam e onde cada conceito contribuiu para a compreensão e evolução contínuas dos princípios de oclusão e ele também descreveu os conceitos e objetivos da oclusão biológica.

AW Fehling e Craig N (1994) [63] descreveram uma técnica direta para fabricação intraoral de restaurações provisórias que mostram desgaste oclusal reduzido, estabilidade oclusal melhorada e ajuste marginal consistente com restaurações provisórias fabricadas indiretamente.

Sara Jean D e Florian JK (1995) [64] estudaram a orientação anterior com foco na curvatura e inclinação das superfícies linguais dos dentes anteriores maxilares do ponto de transição no cíngulo até a borda incisal. Ele concluiu que a função e a curvatura dos dentes incisivos variam consideravelmente daquelas dos caninos e normais e podem ser prejudiciais.

Robert PB (1997) [67] discutiu a técnica para spruing e investimento de um padrão de cera de arco completo para uma fundição de uma peça. Ele afirmou que o design exclusivo do molde cria uma espessura uniforme de investimento em torno de todos os padrões, ao mesmo tempo em que reduz a quantidade de investimento necessária para preencher o molde.

Geoffrey AT, Jerry MS (1997) [68] revisaram a reabilitação oral de um paciente com amelogênese imperfeita, juntamente com o desenvolvimento e a fisiopatologia da doença.

Ele também revisou um relatório clínico descrevendo o diagnóstico, o planejamento do tratamento e a reabilitação dentária.

Belinda Gregory e Donald AC (1997) [69] revisaram a literatura relevante para erosão dentária causada por refluxo gastroesofágico e suas considerações diagnósticas. Ele concluiu que o monitoramento do pH forneceu dados que permitem o diagnóstico de condições não diagnosticadas anteriormente de doença gastroesofágica.

Fredrick M (2000) [76] descreveu uma abordagem multidisciplinar conservadora para restaurar a estética e a função em um paciente com dentição anterior desgastada . Ele concluiu que fornecer estética com a orientação anterior correta é a chave para a estabilidade oclusal de longo prazo.

Clyde HS (2001) [77] discutiu a função e a importância da orientação incisal na reabilitação oral, que tem influência nos movimentos mandibulares fornecidos pelas superfícies de contato dos dentes maxilares e mandibulares. Ele concluiu que a reabilitação oral completa pode ser realizada de forma mais satisfatória pela técnica de caminho funcionalmente gerado do que pelo uso de instrumentos de articulação complicados.

Nitzan B et al (2001) [78] discutiram os conceitos de tratamento e a realização clínica de uma reabilitação fixa de boca inteira utilizando pilar e implante naturais. Ele concluiu que resultados satisfatórios foram observados e uma melhora funcional e estética marcante foi notada.

Brian SV (2001) [79] descreveu os conceitos básicos aplicados durante uma abordagem passo a passo para reabilitação fixa de arco completo por meio de um relatório clínico e esboço da sequência de consultas necessárias para concluir uma reconstrução fixa de arco completo.

HK Yip e Roger JS (2003) [81] descreveram o tratamento restaurador de dois pacientes que sofriam de amelogênese imperfeita e nos quais não foi feito até a idade adulta jovem. Eles concluíram que dois casos ilustram o grau de complexidade que tratamentos restauradores estendidos podem envolver, especialmente após desgaste dentário severo e má adesão das restaurações ao esmalte afetado.

Ioannis K, Demetrios A, Asterios D (2005) [83] descreveram a reabilitação oral de pacientes com amelogênese com facetas totalmente cerâmicas . Eles concluíram que a restauração funcional e estética de pacientes com amelogênese imperfeita com o uso de material totalmente cerâmico oferece maior restauração funcional e estética entre os pacientes jovens.

Song MY, Park JM, Park EJ. (2010) [84] O desgaste severo dos dentes anteriores facilita a perda da orientação anterior, que protege os dentes posteriores do desgaste durante o movimento excursivo. O colapso dos dentes posteriores também resulta na perda do plano oclusal normal e na redução da dimensão vertical. Este relato de caso descreve uma mulher de 77 anos, que teve perda da orientação anterior, desgaste severo da dentição e redução da dimensão vertical. A tala de sobreposição oclusal foi usada após a decisão de aumentar a dimensão vertical por marco anatômico, medição facial e fisiológica. Uma vez que a compatibilidade da nova dimensão vertical foi confirmada, a restauração fixa provisória e a reconstrução permanente foram iniciadas. Este relato de caso relata que um resultado clínico satisfatório foi alcançado pela restauração da dimensão vertical com uma melhora na estética e função.

Tiwari B, Ladha K, Lalit A, Dwarakananda Naik B (2014) [85] A restauração da oclusão em pacientes com dentição severamente desgastada é uma situação desafiadora, pois cada caso é único em si. Há grande apreensão envolvida na reconstrução de dentição debilitada devido a visões amplamente divergentes sobre a escolha de um esquema oclusal apropriado para reabilitação bem-sucedida de boca inteira. Este artigo é uma visão geral dos vários conceitos/filosofias oclusais na reabilitação de boca inteira que ajudarão o clínico a selecionar um esquema oclusal apropriado para um caso individual.

Al- Nowaiser AM, Al Suwyed AS, Al Zoman KH, Robert AA, (2017) [86] Este estudo avaliou o impacto da reabilitação bucal completa (FMR) na qualidade de vida relacionada à saúde bucal de [8] grupos (n=97) e um grupo controle (n=89). O grupo de teste recebeu FMR, enquanto o grupo controle não. Ambos os grupos receberam kits odontológicos e instruções de higiene bucal. Após 6 meses, o grupo de teste mostrou melhorias significativas nos sintomas orais, limitação funcional, bem-estar emocional, bem-estar social e percepções dos pais e cuidadores em comparação ao grupo controle. A FMR melhorou a qualidade de vida relacionada à saúde bucal dessas crianças.

Pankaj Ghalaut (em árabe: الحريه ..., Himanshu Shekhawat, Babita Meena (2019) [87] O objetivo deste artigo foi estudar um relato de caso de reabilitação bucal completa em um paciente com comprometimento periodontal severo, no qual 18 implantes basais de peça única foram inseridos e carregados funcionalmente com prótese parcial fixa cimentada maxilar e mandibular. Os implantes basais foram carregados imediatamente, e excelentes resultados foram obtidos. A perda óssea foi medida e os valores foram registrados imediatamente após a colocação do implante e após 6 meses. Os implantes basais são usados para suportar restaurações unitárias únicas e múltiplas nos maxilares superior e inferior. Eles podem ser colocados nos alvéolos de extração e também no osso cicatrizado. Suas características estruturais permitem a colocação no osso que é deficiente em altura e largura. Os implantes basais são os dispositivos de primeira escolha, sempre que aumentos (imprevisíveis) fizerem parte de um plano de tratamento alternativo. A técnica de implantologia basal resolve todos os problemas relacionados à implantologia convencional (crestal).

Thimmappa M, Katarya V, Parekh I. (2021) [88] Um total de 32 artigos compreendendo 8 estudos de pesquisa originais, 23 relatos de caso e 1 estudo com 3 relatos de caso foram incluídos na revisão sistemática. Uma análise qualitativa foi realizada para resumir os achados. Os resultados mostram que a filosofia mais comumente usada para reabilitação de boca inteira é Pankey Mann Schuyler, seguida por Hobo Twin stage e Hobo Twin Table. Entre os 26 relatos de caso incluídos, a maioria dos casos foi categorizada como Turner e Missirlian categoria nº 1, com a filosofia Pankey Mann Schuyler sendo a abordagem preferida.

Indicação para Reabilitação Oclusal

As razões para realizar a reabilitação oclusal podem incluir a restauração de vários dentes, que estão faltando, desgastados, quebrados ou cariados. Cada vez mais, a reabilitação oclusal também é necessária para substituir coroas e pontes mal projetadas e executadas. Em certas circunstâncias, o tratamento de distúrbios temporomandibulares também pode ser considerado uma indicação para reabilitação, mas é aconselhável muito cuidado em tais casos. Independentemente da razão clínica, a decisão de realizar qualquer tratamento deve ser baseada na obtenção de saúde bucal, função, estética e conforto, e o tratamento deve ser planejado em torno destes, em vez das possibilidades técnicas. As indicações de reabilitações de boca completa são:

- **Fratura ou falha repetida de dentes ou restaurações:**
- **Bruxismo**
- **Falta de espaço interoclusal para restauração:**
- **Trauma de oclusão**
- **Função inaceitável**
- **Estética inaceitável**
- **A presença de DTM**

O OBJETIVO DA REABILITAÇÃO DA BOCA COMPLETA

A prática moderna de renovar e reorganizar os dentes por próteses começa com a ideia de "elevar a mordida" para retificar o fechamento resultante do desgaste excessivo das superfícies oclusais. Mais tarde, esse fechamento foi associado à perda auditiva, notada por Costen . Essa visão, embora questionada posteriormente, serviu para estimular o interesse em aumentar o comprimento dos dentes do próprio paciente e, assim, aumentar a dimensão vertical.

Na correção de distúrbios articulares, o melhor procedimento passou a ser a retenção dos dentes naturais restantes, na medida do possível. Para isso, esses dentes foram reconstruídos para se harmonizarem com os movimentos das articulações, a fim de protegê-los de mais lesões.

Com nossa compreensão atual da oclusão traumática e seu efeito deletério sobre as estruturas de suporte, o procedimento conhecido como "elevação de mordida" mudou de ênfase e ampliou seu escopo e agora é designado por um termo que o descreve com precisão. A reconstrução total da boca, a partir de agora, inclui terapia que, ao melhorar o relacionamento dos dentes, melhorará a condição e a saúde das estruturas de suporte.

Quando os dentes foram realinhados por meio da reconstrução total da boca, o tônus geral dos tecidos de suporte invariavelmente melhora. Quais fatores são responsáveis por essa melhora? Obviamente, a remoção de forças laterais excessivas e a eliminação de cúspides de êmbolo e forças semelhantes associadas ao realinhamento da reconstrução total da boca diminuem a lesão contínua à estrutura de suporte. Mas esses fatores, embora úteis para melhorar a condição dessas estruturas, são menos importantes do que o aumento da estimulação e da circulação nos tecidos que são provocados pela função melhorada.

O aparelho mastigatório que é normal, saudável e funcional é capaz não apenas de realizar o trabalho para o qual foi projetado, mas também de se manter saudável. As várias estruturas envolvidas, por meio de sua forma e arranjo, fornecem tanto a sincronização quanto a proteção mútua contra todas as forças. Quando a função é boa, uma generosa circulação sanguínea fornece ao tecido os elementos necessários para mantê-lo em uma condição saudável. Quando a função é perturbada pela má oclusão, a relação entre as partes mutuamente protetoras do aparelho mastigatório é interrompida; além disso, devido ao uso reduzido, a circulação sanguínea é diminuída.

Conforme indicado por O'Rourke, a força dos músculos mastigatórios de uma pessoa permanece razoavelmente constante. É o uso da força que muda sob condições de oclusão traumática. A habilidade ou disposição do paciente de usar sua força muscular depende do conforto, ou ausência de dor, que ele experimenta cada vez que junta suas mandíbulas.

Bocas mutiladas com estruturas de suporte cronicamente inflamadas, devido à oclusão traumática, suportarão muito pouca força sem produzir algum desconforto. O resultado é o uso subnormal contínuo, ou na melhor das hipóteses, a falha em fazer uso vigoroso dos dentes e maxilares. Os tecidos vasculares do periodonto podem ser estimulados apenas pelos dentes em função. Tal estimulação está ausente quando essa função é prejudicada pela incapacidade do paciente de usar a musculatura na mastigação devido à sensibilidade desses tecidos.

O benefício terapêutico de arranjos dentários melhorados e melhor funcionamento foram indicados. A reação individual do paciente testemunha esses benefícios e deve nos inspirar, em termos de satisfação humana, bem como de progresso científico, a lutar continuamente pela melhoria nas técnicas de reabilitação de boca completa.

Deve-se ter em mente que, embora as operações de todos os procedimentos de reabilitação bucal sejam realizadas em unidades dentárias, elas têm um objetivo básico: a equalização das forças direcionadas contra as estruturas de suporte. Qualquer desarmonia nos aspectos oclusais ou incisais de um dente direcionará forças contra essas superfícies desalinhadas e, portanto, sujeitará a estrutura de suporte a lesões traumáticas. Da mesma forma, qualquer comprometimento da harmonia bucal ou lingual será refletido em lesão ao tecido gengival e, subsequentemente, aos tecidos mais profundos envolvidos no suporte do dente. A anatomia de contato proximal também é vital para manter a saúde do tecido mole subjacente. Relações de contato ruins estimulam a impactação de alimentos com perda de tecido periodontal resultante .

O eixo da dobradiça

O que é o eixo da dobradiça?

A cabeça do côndilo gira na superfície inferior do menisco. Enquanto gira no menisco, o menisco e o côndilo podem se mover na superfície da eminência articular. O movimento pode ser para frente, para o lado ou qualquer coisa entre os dois. Enquanto o menisco e o côndilo estão se transladando, o côndilo pode executar um movimento de dobradiça puro em qualquer lugar ao longo dessa translação. Consequentemente, os movimentos mandibulares parecem ser muito complicados e confusos. É prático localizar o centro do movimento vertical; também é prático localizar o centro do movimento lateral. O centro do movimento vertical e o centro do movimento lateral são um e o mesmo - o centro de rotação - e há um em cada côndilo.

O eixo de dobradiça é uma linha imaginária que conecta o centro de rotação de um côndilo ao centro de rotação do outro côndilo. Os movimentos verticais de abertura e fechamento, bem como os movimentos laterais puros, originam-se dos centros de rotação. Qualquer combinação de movimento vertical e lateral tem seu centro no mesmo ponto. O centro de rotação de cada côndilo é constante para o côndilo e, portanto, para a mandíbula. O eixo de dobradiça (a linha imaginária que une esses centros) é então constante para a mandíbula (e dentes). À medida que a mandíbula se move em suas várias excursões, o eixo de dobradiça se move junto com ela. A mandíbula é capaz de executar um fechamento semelhante a uma dobradiça em qualquer posição. Esta é uma das razões pelas quais o eixo de dobradiça é tão importante. Ele nos permite duplicar todos os arcos de fechamento da mandíbula em um instrumento e, assim, adaptar nossas cúspides para harmonizar com esses arcos.

O eixo da dobradiça e a relação cêntrica:

Para garantir um registro interoclusal central, tentamos "congelar" o fechamento da dobradiça terminal em uma abertura conveniente. Sem o eixo da dobradiça, não seríamos capazes de garantir um registro interoclusal central preciso porque, para obter tal registro, o meio de registro não deve ser penetrado pelos dentes ou bordas de oclusão. (A implicação é que a mandíbula se desviaria devido à orientação dos dentes ou bordas penetrantes). Para evitar a penetração (pelo menos em casos dentados), devemos obter um registro interoclusal central em um relacionamento aberto e, se não estivéssemos nos mesmos arcos de fechamento, nossos esforços seriam inúteis. É impossível verificar um registro interoclusal central sem uma montagem de eixo.

Técnica para localizar o eixo da dobradiça:

A localização e a transferência do eixo de dobradiça não são procedimentos muito difíceis, mas devem ser realizados com muito cuidado porque formam a base para muitos outros procedimentos. Um tipo conveniente de arco facial é usado. Ele deve ser rigidamente preso à mandíbula para que realmente forme uma extensão da mandíbula.

Uma placa de referência ou embreagem é cimentada aos dentes inferiores com Truplastic . Bandeiras com linhas gráficas são colocadas na lateral da face sobre as áreas do côndilo para eliminar qualquer distração do movimento da pele. Essas bandeiras podem ser fixadas às maxilas por meio de uma barra transversal e uma embreagem maxilar, ou podem ser mantidas no lugar por uma estrutura de cabeça ou outro dispositivo. Uma barra transversal é fixada à placa de referência inferior ou embreagem.

Braços laterais ajustáveis são colocados na barra transversal inferior com os estiletes nas proximidades dos côndilos. O paciente deve agora ser instruído no movimento do tipo dobradiça. Como indicado anteriormente, este não é um movimento normal para o paciente, é apenas para nossa conveniência. O paciente deve ser treinado para deixar sua boca aberta. Isso requer o relaxamento dos músculos pterigóides externos, e alguns pacientes podem ter dificuldade em compreender esse movimento. Às vezes, ajuda o paciente colocar a mão em nosso queixo enquanto demonstramos o tipo de abertura e fechamento relaxado desejado.

Marcando a localização do eixo no paciente:

Quando estamos satisfeitos por termos localizado esses pontos no eixo, removemos as bandeiras do paciente. Um meio de marcação, como um lápis indelével, é esfregado na ponta do estilete. Certificamo-nos de que o paciente está na posição de dobradiça terminal e, em seguida, fazemos com que ele mova a cabeça para fora do apoio de cabeça, certificando-nos de que ele também não se mova para fora da posição de dobradiça terminal. O estilete é gentilmente empurrado contra seu rosto para transferir a tinta para a pele. Essas marcas são tornadas permanentes usando uma agulha especial e um pouco de corante de marcação rosa - sulfeto de mercúrio.

Em todas as nossas transferências subsequentes, devemos tentar simular essas condições - a pele na mesma posição relaxada e os pinos do estilete travados na mesma distância do rosto que estavam antes das bandeiras serem removidas. Isso geralmente é 1/16 de polegada da pele. Ao fazer isso, reduzimos ao mínimo absoluto qualquer erro possível na transferência. Além disso, os pinos do estilete devem ser travados e não movidos até que a montagem seja concluída. O articulador deve ter um eixo intercondilar que possa ser estendido a esses pontos para que a transferência seja alinhada com precisão com o eixo da máquina.

Seleção de um arco facial:

De um ponto de vista puramente teórico, um arco facial comum como um Snow ou Hanau pode ser usado para localizar o eixo da dobradiça. Tentar usar qualquer um deles na prática real, no entanto, é impossível. É um pouco mais prático usar um desses arcos como um instrumento de transferência, desde que os estiletes estejam perfeitamente alinhados um ao outro. Na verdade, se os estiletes estiverem perfeitamente alinhados e formos capazes de travar o arco por meio da junta universal na frente para que as pontas dos estiletes estejam nas localizações do eixo, então não será necessário ter um articulador com um eixo intercondilar expansível. Sob essas circunstâncias, é possível trazer os pinos dos estiletes em um grau igual em direção ao eixo intercondilar do articulador e ainda permanecer no eixo. No entanto, é muito mais fácil e preciso usar um arco facial totalmente ajustável (ou seja, um com braços que podem ser ajustados independentemente por meio de parafusos micrométricos) para as localizações do eixo e transferências.

Por meio de uma transferência de arco facial e da estrutura de montagem, o gesso superior pode ser montado corretamente no eixo do paciente.

O eixo da dobradiça e o plano de referência:

O eixo da dobradiça é constante para a mandíbula, como foi indicado. A posição da dobradiça terminal, que é na verdade a relação cêntrica, é constante para a mandíbula e as maxilas. Todas as nossas montagens são feitas nessa relação. Portanto, a única maneira prática de manter relações constantes durante todo o tratamento é usar os pontos do eixo e um terceiro ponto fixo na base da órbita direita como nosso plano de referência. Assim, o plano orbital do eixo nos dá uma posição constante para a mandíbula superior, e um registro interoclusal cêntrico correto estabelecerá a posição da mandíbula inferior para a mandíbula superior constante. Dessa forma, montagens repetidas terão uma relação constante com nossos registros e com os centros de rotação do paciente.

Relação Centrada

RELAÇÃO CÊNTRICA "uma relação maxilomandibular , independente do contato dentário, na qual os côndilos se articulam na posição ântero-superior contra as vertentes posteriores das eminências articulares; nesta posição, a mandíbula é restringida a um movimento puramente rotativo; a partir desta relação maxilomandibular fisiológica e sem esforço, o paciente pode fazer movimentos verticais, laterais ou protrusivos; é uma posição de referência clinicamente útil e repetível." GPT-9

Localização dos Centros de Rotação:

Isto é possível demonstrar, sem sombra de dúvida, que existe um centro registrável de rotação vertical nos côndilos. Uma linha imaginária unindo esses centros foi denominada eixo de dobradiça.

Na prática, quando localizamos o ponto na lateral do rosto para o eixo de articulação, estamos na verdade localizando a ação de articulação no plano facial (na lateral do rosto).

Este não é o verdadeiro centro do movimento vertical, no entanto, pois ele está localizado no côndilo. O que estamos localizando é um ponto em uma linha que foi estendida dos centros do movimento vertical. Em outras palavras, o ponto que localizamos em um lado da face está na mesma linha que passa pelos centros reais de rotação vertical em cada côndilo e pelo ponto do outro lado da face. Por esta razão, ao fazer uma transferência, não devemos mover os pontos do estilete para dentro ou para fora depois de localizarmos o ponto de ação da dobradiça. Na prática, devemos ter um meio de transferir esses pontos de ação da dobradiça para um articulador adequado, cujo eixo intercondilar pode ser alinhado com esses pontos. Isso é realizado com a estrutura de montagem.

Podemos localizar os centros de ação de dobradiça somente quando o côndilo está em uma posição onde ele pode executar repetidamente a ação de dobradiça. Como os pacientes normalmente não executam uma ação de dobradiça na posição mais retruída da mandíbula, eles devem ser educados para esse movimento. Quando consideramos isso, assim como os muitos hábitos que os pacientes podem adquirir ao longo dos anos e a ação reflexa condicionada forçada por hábitos e relações dentárias, é fácil entender por que alguns pacientes relutantemente produzem a ação de dobradiça durante o tratamento.

Esta ação de dobradiça (e a linha imaginária chamada de "eixo de dobradiça") é constante para a mandíbula. Em outras palavras, o movimento vertical da mandíbula (e côndilos) é produzido pela ação das cabeças dos côndilos na superfície inferior do menisco. Assim, conforme o côndilo e o menisco se movem para baixo na inclinação da fossa glenoide ou através da depressão da fossa no movimento de Bennett, a mandíbula pode produzir esta ação de dobradiça em qualquer posição do côndilo. Na verdade, ela começará a produzir uma ação de dobradiça conforme desliza para baixo ou através do caminho do côndilo. Devemos lembrar que a ação de dobradiça é constante para o menisco em qualquer posição em que ele possa se encontrar, mas é constante para as maxilas ou fossas somente quando o côndilo está executando a ação de dobradiça na posição terminal.

Além dos centros de movimento vertical (abertura e fechamento) da mandíbula, existem centros de rotação lateral: o paciente pode fazer movimentos laterais puros que têm centros de rotação localizados nos côndilos. Houve uma época em que havia uma confusão considerável sobre esses centros porque eles raramente eram estacionários. Em outras palavras, os próprios centros se movem conforme a mandíbula (côndilo) faz o movimento. O caminho desses centros de rotação lateral no lado rotativo ou de trabalho é o caminho de Bennett. A confusão surgiu porque foi alegado que o centro de rotação lateral estava em algum lugar atrás de cada côndilo ou nas proximidades do forame magno. Os centros móveis de movimento lateral eram chamados de "loci". Na verdade, o que era denominado centro de movimento lateral atrás dos côndilos ou "em outro lugar" era o centro do locus. O centro do caminho que o centro de movimento lateral estava fazendo no lado de trabalho era, de fato, o centro do caminho de Bennett. É prático localizar os centros exatos de rotação lateral por meio de dois traçados de arco gótico tirados no mesmo plano na frente de cada côndilo e em ambos os lados da linha média da face e reproduzir seu caminho através das fossas. Quando isso é feito em conjunto com a localização dos centros de rotação vertical (ação de dobradiça), então realmente encontramos a relação cêntrica. A ação de dobradiça terminal é o componente vertical da relação cêntrica; os centros de rotação lateral são os componentes laterais da relação cêntrica. Por que essa é uma relação cêntrica, tentaremos agora explicar. Também mostraremos por que. é tão importante.

Pode-se afirmar categoricamente que, a menos que localizemos os centros de rotação, estamos desconsiderando a relação cêntrica. Essa declaração imediatamente atrairá protestos porque, independentemente da compreensão de uma pessoa sobre a relação cêntrica, todos concordarão que a relação cêntrica é essencial para a prática da odontologia e não pode ser ignorada.

Obtendo Relação Cêntrica - Vários Materiais para Várias Situações

Métodos de manipulação para relação cêntrica:

1. Técnica de uma mão por Anderson e Tanner.

2. Técnica de parada anterior a) Técnica Lucia jig

b) Técnica de calibre de folha defendida por Long

3. Método do ponto de apoio central

4. Bilateral técnica manipulativa (técnica Dawson)

Métodos para obter registros de mordida central

eu. Cera procedimentos de mordida

2. Técnicas de parada anterior

3. Utilização de bases pré-adaptadas

4. Técnica do ponto de apoio central.

A técnica para obter uma relação cêntrica é secundária a uma compreensão dos fenômenos. Vários materiais produzirão resultados aceitáveis, mas o importante é saber o que temos para obter e estar cientes de que temos o que queremos.

Os testes de um registro interoclusal preciso:

Existem várias maneiras de determinar se um registro interoclusal é preciso.

1. Devemos segurar a pastilha de cera contra a luz para ver se há alguma penetração. Se houver, não estará correto. Da mesma forma, se houver um ou dois pontos finos, as chances são de que esteja incorreto. Áreas de penetração ou áreas finas provavelmente causarão um leve desvio da mandíbula - tão leve que podemos não perceber. Variações de pontos grossos e finos oferecerão variações na resistência e podem causar tanta imprecisão quanto uma penetração.

2. Se a espessura for satisfatória, colocamos a pastilha nos dentes superiores e a examinamos cuidadosamente para determinar se o assento está preciso. Não deve haver nenhuma "elasticidade" em nenhuma área.

3. Temos o paciente próximo ao wafer, primeiro guiando-o como fizemos durante a tomada do registro interoclusal e então permitindo que ele feche por sua própria força muscular. Se houver hesitação em encontrar as indentações, o registro interoclusal provavelmente é impreciso,

4. Se os requisitos anteriores forem satisfeitos, há um teste final a ser feito: colocamos o paciente próximo ao wafer e o seguramos firmemente; então examinamos a porção posterior para qualquer folga entre os dentes. Ambos os lados devem ser examinados cuidadosamente.

Se o registro interoclusal atender a todos esses testes, estamos justificados em aceitá-lo como correto. Isso pode parecer um procedimento longo e tedioso, mas tenha em mente que tudo o que fizemos anteriormente e tudo o que fizermos posteriormente dependerá absolutamente deste procedimento. Um erro em alguma outra parte da operação pode ser tolerado, mas um erro aqui é desastroso.

Dimensão Vertical

A dimensão vertical da oclusão se refere ao comprimento da face, conforme determinado pela quantidade de separação das mandíbulas. Sua determinação é importante para a fabricação de todas as restaurações.

Restaurando a dimensão vertical "perdida":

Mais estudos são necessários, pois muitas evidências clínicas indicam que mesmo oclusões severamente desgastadas não perdem dimensão vertical. Restaurar a dimensão vertical "perdida" em uma oclusão desgastada realmente equivale a abrir a mordida porque o desgaste normalmente não produz uma perda de dimensão vertical. Os pacientes podem desgastar seus dentes até a linha da gengiva e ainda não perder a dimensão vertical, porque o processo eruptivo corresponde ao desgaste para manter a dimensão vertical original.

Esse processo de erupção e desenvolvimento alveolar pode continuar ao longo da vida, à medida que os dentes são desgastados, devido à adição contínua de camadas de cemento na raiz e ao desenvolvimento vertical passivo concomitante do processo alveolar. Então, mesmo com o desgaste, a relação mandíbula-a-mandíbula permanece a mesma quando os dentes estão juntos.

Abrindo a mordida para eliminar rugas faciais :

Em pacientes com dentes naturais opostos, esse procedimento pode ter efeitos muito prejudiciais. Quando os músculos mastigatórios e faciais estão em repouso, os dentes não devem estar em contato. Aumentar a dimensão vertical a ponto de esticar as rugas coloca uma demanda tão antinatural nos músculos esticados que pode realmente acelerar ainda mais o enrugamento. O aumento do comprimento dos dentes os posiciona em interferência contínua tanto no comprimento normal de contração quanto no de repouso dos músculos. Essa estimulação contínua de alongamento pode causar contração reflexa dos músculos com resultados prejudiciais aos dentes e às estruturas de suporte. As tensões exercidas sobre os dentes são amplificadas por relações raiz-coroa desfavoráveis que resultam do aumento do comprimento das coroas clínicas. Além disso, o efeito no músculo continuamente esticado é "envelhecê-lo" mais rápido e produzir rugas piores.

Pacientes que já passaram por procedimentos de elevação da mordida para eliminar rugas são frequentemente muito insistentes sobre novos aumentos. À medida que os dentes deprimem ou as rugas retornam, eles expressam a necessidade de mais e mais aumento na dimensão vertical. Alguns pacientes nos dizem que estavam mais confortáveis quando a mordida foi elevada pela primeira vez e gostariam de recuperar esse conforto. É difícil não ceder a tais pedido porque parece tão razoável. Se entendermos que seu conforto inicial foi o resultado de uma relação oclusal melhorada em vez do aumento da dimensão vertical, podemos quase sempre recuperar o conforto por equilíbrio sem aumento adicional da dimensão vertical.

O paciente deve ser levado a entender que os músculos devem ter permissão para posicionar a mandíbula sem interferência dos dentes. "Suporte" dos dentes em uma dimensão vertical aberta constitui uma interferência no músculo contraído em um golpe de força normal.

Por que não aumentar a dimensão vertical?

Oclusões entram em apuros principalmente por causa do estresse. A abordagem mais segura ao restaurar uma oclusão é evitar que os dentes interfiram na atividade muscular normal.

Quando um músculo não é nem hipotônico nem hipertônico, diz-se que está "em repouso". Mesmo o músculo em repouso está em um estado leve de contração. Essa contração leve dos músculos antagonistas é necessária para manter a postura e a posição das partes ósseas. Não podemos contrair um músculo além do seu comprimento de repouso sem afetar seu músculo antagonista em algum grau. O antagonista deve liberar e dar ao músculo em contração seu caminho ou ele pode responder contraindo-se isometricamente com mais força para contrabalançar o efeito de seu antagonista. De qualquer forma, a harmonia do músculo em repouso é perturbada. Qualquer restauração, aparelho ou dentadura que interfira com os comprimentos ideais dos músculos em repouso serve como um estímulo que produz hipertonicidade. Tal hipertonicidade pode resultar clinicamente em padrões destrutivos de aperto ou bruxismo.

Muitos anos atrás, Niswonger definiu a posição de repouso ou postural como "aquela posição da mandíbula na qual ela é involuntariamente suspensa pela coordenação recíproca dos músculos da mastigação e dos músculos depressores com os (dentes) superiores e inferiores separados". Ele se referiu a isso como uma posição neutra da mandíbula.

A posição de repouso tem sido frequentemente um ponto de partida popular para determinar a dimensão vertical oclusal, mas é uma abordagem não confiável porque a dimensão entre a posição de repouso e o contato oclusal não é uma medida consistente para pacientes diferentes. A posição de repouso em si não é consistente. Atwood encontrou variações tão grandes quanto 4 mm, na mesma posição sentada e variações ainda maiores em diferentes posições sentadas. Encontrar a dimensão vertical da posição de repouso e então fechar arbitrariamente uma quantidade específica é uma abordagem muito insatisfatória.

Se a dimensão vertical oclusal puder ser estabelecida em harmonia com o comprimento ideal dos músculos contraídos, os músculos estarão livres para descansar em qualquer comprimento que seja confortável. A abordagem prática, portanto, é concentrar-se em registrar com precisão a dimensão vertical oclusal e permitir que o espaço da via expressa seja o resultado natural da diferença entre o comprimento ideal dos músculos contraídos e o comprimento dos músculos em repouso. Stoneking propôs que a definição para a dimensão vertical oclusal seja: "A relação vertical dos arcos dentários quando há máxima intercuspidação do natural dentes, e os músculos mandibulares se contraem durante seu ciclo de potência máxima".

Alguns músculos podem contrair até 50% a 75% do seu comprimento natural. Mahan apontou que a força máxima com a qual o músculo resiste ao alongamento é aplicada quando ele está completamente comprometido com a contração.

Também é evidente que um aumento na dimensão vertical interferiria no comprimento ideal do músculo em contração em seu movimento de potência.

Vários estudos demonstraram que há uma relação significativa entre o "power point" da contração muscular e medidas fonéticas e de conforto repetíveis. Tueller , usando meios eletrônicos em dentaduras, encontrou uma variação média de menos de 0,5 mm da vertical estabelecida no power point muscular quando comparado com registros de pré-extração ou métodos fonéticos.

Silverman relatou resultados consistentes na medição da dimensão vertical da oclusão por métodos fonéticos. Quando um paciente perdeu paradas oclusais naturais para registrar a vertical, descobrimos que a técnica de fala mais próxima de Silverman forneceu resultados consistentemente confiáveis. A dimensão vertical estabelecida dessa maneira é repetível com extrema precisão, mesmo ao longo de um período de meses.

fonético de medição da dimensão vertical oclusal:

A técnica fonética é usada quando não há dentes opostos em contato. Para entender o princípio, é preciso executar os seguintes passos, conforme descrito por Silverman em um paciente com dentes opostos.

1. O paciente é sentado em posição vertical com o plano oclusal paralelo ao chão. Ele é solicitado a fechar firmemente (oclusão cêntrica), e uma linha é desenhada em um dente anterior inferior no nível exato da borda incisal superior. Essa linha é chamada de linha de oclusão cêntrica.

2. Agora o paciente diz "sim" e continua o som "s" como yessssss . Enquanto ele pronuncia o som "s", uma linha é novamente desenhada no mesmo dente anterior inferior no nível da borda incisal superior. Esta linha é chamada de linha de fala mais próxima. O espaço entre a linha de oclusão cêntrica inferior e a linha de fala mais próxima superior é chamado de espaço de fala mais próximo.

3. Para analisar o quão repetível esse registro é, o paciente deve ser solicitado a contar de sessenta a sessenta e seis. Deve-se notar como as bordas incisais superiores retornam à linha de fala mais próxima com a pronúncia de cada som "s". Se isso não ocorrer, a linha deve ser alterada ligeiramente para corresponder à posição do "s" quando o paciente lê ou fala bem rápido.

4. Se tal medição for servir como um registro de pré-extração , a diferença entre a linha de fala mais próxima e a linha de oclusão cêntrica é registrada. O espaço de fala mais próximo deve ser mantido na dentadura acabada.

5. Se as determinações estiverem sendo feitas em um paciente que já perdeu sua dimensão vertical oclusal natural, os dentes perdidos podem ser substituídos por restaurações temporárias ou bases fabricadas. Após o suporte labial adequado, a estética e a posição da borda incisal terem sido determinados, o método fonético pode ser usado para estabelecer a dimensão vertical. Como a dimensão vertical da oclusão é desconhecida, determinamos primeiro a posição de fala mais próxima e, em seguida, fechamos a vertical a 1 mm desse ponto. Uma borda de controle estético de cera pode ser usada no

lugar dos dentes superiores, pode ser fixada na base da dentadura superior e ajustada para suporte labial, estética da linha do sorriso e similares. Se interferir durante os exercícios fonéticos, pode ser facilmente corrigido. Ao colocar várias marcas nos dentes anteriores inferiores, podemos observar qual marca se alinha com a borda incisal da borda de controle estético ou os dentes anteriores superiores artificiais quando os sons S são feitos.

Quando a função fonética normal puder ocorrer confortavelmente, o nível de fala mais próximo deve ser observado e o registro da mordida cêntrica deve ser feito fechando 1 mm mais adiante da dimensão vertical da oclusão.

Restauração de oclusões extremamente desgastadas:

O desgaste excessivo nas inclinações linguais anteriores superiores é mais frequentemente o resultado de interferências posteriores que desviam a mandíbula para a frente. O desvio para a frente da mandíbula impulsiona as bordas incisais inferiores para as superfícies linguais superiores, e os padrões de bruxismo podem desgastar as superfícies quase até a polpa. Se observarmos a relação dos dentes em oclusão cêntrica, parecerá impossível restaurar o esmalte dentário perdido sem abrir a mordida. Se a mandíbula for manipulada em relação cêntrica, no entanto, frequentemente descobriremos que ela é um pouco posterior à posição desgastada adquirida.

As interferências devem ser eliminadas por meio de moagem seletiva para que a mandíbula possa fechar sem deflexão para frente para a mesma dimensão vertical que a oclusão cêntrica adquirida. Quando isso é realizado, geralmente descobriremos que temos folga suficiente entre as bordas incisais inferiores e as inclinações linguais superiores sem alterar a dimensão vertical.

No entanto, nem sempre é prático restaurar uma oclusão desgastada sem algum aumento na dimensão vertical. À medida que os dentes anteriores se desgastam, os incisivos inferiores tendem a se deslocar para a frente. O desgaste severo pode produzir uma relação de ponta a ponta dos dentes anteriores que é muito difícil de resolver. O problema é intensificado quando o desgaste se aproxima das polpas dos dentes anteriores superiores e inferiores. Às vezes, as únicas opções abertas são desvitalizar vários dentes para abrir espaço para as restaurações ou escolher a alternativa de aumentar a dimensão vertical. O dentista deve decidir qual decisão é o menor dos males. A escolha usual seria obviamente abrir a mordida.

Se a dimensão vertical precisar ser aumentada, ela não deve ser aberta mais do que o absolutamente necessário para fornecer espaço para os materiais restauradores. Isso raramente excederia l a l 1/2 mm. Mesmo assim, o dentista deve estar ciente dos problemas potenciais que podem resultar, principalmente instabilidade após o aumento restaurador na dimensão vertical.

Quando a dimensão vertical deve ser aumentada, os pacientes devem ser avisados da possibilidade de algum deslocamento dos dentes restaurados até que a oclusão se estabilize. Mesmo um aumento de lmm requer verificação cuidadosa e ajuste oclusal periódico por até um ano antes que a estabilidade normal da oclusão resulte.

Quando a dimensão vertical é aumentada em combinação com a imobilização, não notamos o mesmo grau de deslocamento dos dentes.

Dentes anteriores muito desgastados que se desviaram para relacionamentos quase de ponta a ponta apresentam um verdadeiro desafio restaurador. É difícil alongar os dentes anteriores superiores sem inclinar severamente a orientação anterior, e pacientes que desenvolveram uma função quase horizontal não mudam prontamente para padrões funcionais verticais. Um compromisso é geralmente necessário para permitir que a orientação anterior comece o mais plana possível e então progrida para a orientação mais íngreme o mais gradualmente possível por meio de caminhos côncavos.

Ao mover a borda incisal lingualmente, somos capazes de alongar os dentes anteriores inferiores e fornecer algum overjet para os dentes superiores. O que podemos produzir overjet suficiente, podemos então curvar para baixo a partir do contato do cíngulo e fornecer mais comprimento para os dentes anteriores superiores. Tanto a estética quanto a função são melhoradas por tal procedimento.

O desgaste anterior nem sempre é igual em ambos os arcos. Não há possibilidade de contato do cíngulo nesses casos, então não há uma boa alternativa a não ser ter contato em bordas incisais superiores razoavelmente largas. Dentes anteriores superiores que não têm suporte ósseo razoavelmente forte podem precisar ser talados se a guia for inclinada.

A menos que resulte em estresse direcionado labialmente nos dentes anteriores superiores, não parece haver problemas associados ao fechamento da dimensão vertical em dentes naturais. Não produz estresse porque uma dimensão vertical fechada não interfere no comprimento dos músculos.

Fechar a dimensão vertical em um grau extremo pode causar impacto coronoide contra o zigoma, mas é altamente improvável que haja necessidade de tanto fechamento. Sensibilidade à palpação na área do zigoma nos alertaria sobre isso.

Relação dos dentes anteriores com a dimensão vertical :

Uma das considerações mais importantes em qualquer mudança de dimensão vertical é a direção do arco de fechamento. Conforme a mandíbula é elevada, os incisivos inferiores viajam para frente no arco de fechamento. Sempre que a dimensão vertical de oclusão é reduzida, as bordas incisais inferiores são automaticamente movidas para frente na dimensão vertical mais fechada.

Se as superfícies linguais dos dentes anteriores superiores estiverem no caminho desse movimento para frente dos dentes inferiores, isso resultará em estresse horizontal direcionado labialmente contra os dentes anteriores superiores e lingualmente contra os dentes anteriores inferiores.

O eixo de fechamento na maioria dos articuladores simples é muito mais próximo do nível do plano oclusal do que o eixo condilar verdadeiro (que é mais alto). O arco de fechamento nos articuladores "simples" errôneos é quase vertical, em vez de para frente, se a mordida for fechada durante procedimentos restaurativos, a interferência nos dentes da frente não é notada nos modelos montados incorretamente.

Se tais restaurações forem colocadas na boca, o estresse resultante contra os dentes anteriores não é facilmente detectado sem exame digital. Os contatos de inclinação são tão íngremes e o vetor de força é tão horizontal que os dentes anteriores superiores são forçados para fora do caminho e os dentes anteriores inferiores são forçados para dentro. O resultado são reclamações contínuas do paciente de que os dentes da frente "batem muito forte".

A dimensão vertical pode, às vezes, ser fechada para melhorar as relações anteriores em problemas de overjet anterior. Fechar a dimensão vertical pode arquear os incisivos inferiores para frente em contato que eles não tinham em sua dimensão vertical oclusal original.

Posição fisiológica de repouso :

Investigações provaram que a posição fisiológica de repouso da mandíbula é fixa e constante, e que não varia com a idade ou com a presença ou ausência de dentes. Assim, é um ponto de partida confiável para o desenho de uma oclusão fisiologicamente correta. A posição fisiológica de repouso é um posicionamento maxilomandibular relaxado, normal e fisiologicamente equilibrado, em que as tensões antagonistas que existem durante a função estão em um estado de equilíbrio. Todos os movimentos funcionais da mandíbula começam e terminam nesta posição de repouso. De Do ponto de vista prático, foram desenvolvidas técnicas pelas quais essa posição pode ser registrada, registrada e mantida.

Para estudar e determinar as alterações mandibulocondilares que ocorrem quando a mandíbula assume as várias posições funcionais comuns a ela, técnicas de radiografia para obtenção de laminagrafias e cefalografias podem ser adaptadas. A técnica laminagráfica fornece um meio de estudo comparativo das posições mandibulares e suas respectivas relações condilares correspondentes. As exposições são feitas na posição original de contato do dente, na posição fisiológica de repouso, na posição totalmente aberta e na posição funcional restauradora proposta. Por uma técnica de dupla exposição, as sobreposições laminagráficas são garantidas da posição de contato físico e da posição fisiológica de repouso da mandíbula. A laminagrafia provou ser um valioso complemento na radiografia da articulação temporomandibular, pois oferece um meio de garantir imagens claras e sem distorções dessas articulações. Esses estudos permitem detectar anormalidades nas superfícies articulares, desvios no padrão funcional e qualquer patologia grave. Ele permite que o dentista obtenha uma perspectiva do caminho do côndilo durante o fechamento, observando seu deslocamento, se houver, conforme a mandíbula se desloca de sua posição fisiológica de repouso para sua posição de contato físico. Ele também permite que o operador observe as possibilidades de eliminar e corrigir esse deslocamento por meio do estudo comparativo das posições mandibulares. O tamanho, o formato, a forma da cabeça e do colo condilar, a fossa e o tubérculo articular, tubérculo, juntamente com as variações no espaço de passagem livre condilar, podem ser observados na sobreposição da posição de contato físico e da posição fisiológica de repouso. Desvios e mudanças do natural serão observados de acordo com o tipo particular de anomalia oclusal. Assim, isso proporciona uma oportunidade de observar as posições existentes do côndilo e oferece um projeto radiográfico das posições que os côndilos assumirão na conclusão do trabalho restaurador.

Outro importante auxílio diagnóstico no registro e estudo da posição mandibular é o cefalômetro. A técnica consiste em posicionar a cabeça em um referencial fixo e padronizar todos os componentes, fatores: o raio central. A posição da cabeça e o filme de raio-x. Radiografias e traçados das posições sucessivas da mandíbula podem então ser obtidos para estudo comparativo preciso. As exposições são obtidas na posição de contato físico, na posição fisiológica de repouso e na abertura vertical proposta. Os cefalogramas resultantes podem então ser sobrepostos, um sobre o outro, e um traçado composto das três posições mandibulares pode ser obtido. Isso oferece um meio simples e conciso para estudo comparativo e fornece um modelo da quantidade exata de espaço de via expressa existente. As possibilidades de utilização desse espaço potencial de via expressa no processo de reabilitação podem ser observadas, e é possível observar o espaço funcional de via expressa que existirá após a reabilitação. Esses métodos de estudo são inestimáveis e atuam como um fator orientador no diagnóstico e no planejamento do tratamento, revelando as possibilidades, bem como as limitações fisiológicas do tratamento.

Análise funcional da oclusão:

Uma análise funcional da oclusão é pertinente à formulação de um plano de tratamento adequado para reabilitação completa da boca. Deve incluir: (1) A determinação da altura vertical adequada utilizando a posição fisiológica de repouso da mandíbula como guia e observando o espaço funcional existente na via livre. (2) Um exame e estudo do caminho de fechamento da posição de repouso para a posição de contato físico dos dentes, observando se ocorre deslocamento do côndilo. (3). Os efeitos do padrão oclusal sobre as estruturas periodontais. (4) Um estudo das posições da articulação temporomandibular em relação ao padrão oclusal por meio de avaliação radiográfica.

Diagnóstico e Planejamento de Tratamento

Antes de iniciar a restauração da dentição de um paciente, um planejamento diagnóstico completo deve ser concluído. Isso inclui o seguinte:-

1) **Histórico médico e odontológico do paciente:** - Forneça ao clínico informações importantes que devem ser consideradas ao formular o plano de tratamento.

   por exemplo, o AVC →dificulta a higiene oral e, portanto, pode impedir o uso de restauração específica.

   Histórico de alergia ao níquel ou acrílico

   Histórico de adoção sem sucesso de um tipo específico de restauração removível pode ser uma contraindicação para esse tipo de restauração.

2) **Exame odontológico clínico:** - Pode revelar patologias ou outros fatores que determinarão se o tipo de restauração é indicado ou não.

por exemplo, certos dentes críticos podem ter coroa clínica inaceitavelmente curta

Áreas importantes podem ter folga interoclusal inadequada.

Os dentes principais podem ter zona inadequada de tecido inserido

Dentes com frênulo alto ou supra-erupcionados podem estar presentes

O tratamento das DTMs também é necessário

3) **Série de R/Gs de boca inteira:** - Isso também pode revelar processos não fisiológicos que devem ser considerados.

   por exemplo, perda óssea vertical, patologias periapicais, raízes retidas, dentes impactados e fatores ósseos deficientes.

   Eles podem influenciar a sequência do tratamento e as restaurações finais colocadas.

4) **Modelos de diagnóstico fixados em um articulador:** - Fornecem uma relação tridimensional do arco oposto do paciente.

   - A visualização dos arcos ocluídos pelo aspecto lingual →não pode ser visualizada de outra forma

- Mostrar problemas de folga oclusal
- Relações oclusais
- As causas do dente foram os dentes opostos

Enceramento de diagnóstico :

- Um procedimento de enceramento diagnóstico deve ser realizado para todo plano de tratamento protético.
- Isso é feito na preparação diagnóstica do dente e estabelece o contorno e a oclusão ideais da prótese final.
- O procedimento é de particular importância se o esquema oclusal do paciente ou a orientação anterior exigirem alteração.

TIPO DE TRATAMENTO :

Pode-se fazer distinção entre as modalidades terapêuticas que modificam o esquema oclusal (tratamento oclusal) e aquelas que não o modificam (tratamento colateral).

Tratamento Oclusal	*Tratamento colateral*
- oclusal temporário , talas oclusais	- Biofeedback
- Tratamento oclusal definitivo:	- Outras técnicas de relaxamento
Tratamento ortodôntico, desgaste	- Exercícios
seletivo, tratamento protético	- Fisioterapia
- Oclusal e articular	- Estimulação eletrogalvônica
- Terapia cirúrgica	- Tratamento medicamentoso

Planejamento do tratamento:

- O plano de tratamento é desenvolvido com base em dados de diagnóstico.
- A avaliação cuidadosa no articulador das discrepâncias entre a PIC e a posição terapêutica permite →a programação exata da placa oclusal mais adequada e o planejamento do tratamento oclusal definitivo.
- O tratamento oclusal definitivo pode exigir apenas desgaste seletivo ou tratamento ortodôntico ou protético de vários níveis de complexidade.

- Em casos mais complexos, o planejamento exato do tratamento definitivo só é possível após a etapa de tratamento oclusal temporário e avaliação dos resultados.
- O tratamento oclusal definitivo é iniciado quando os sintomas subjetivos e objetivos desaparecem permanentemente ou pelo menos melhoram significativamente.

1ª fase →Tratamento oclusal temporário e terapia colateral: Duração do tratamento, algumas semanas a 5-6 meses ou mais ·

2º sábio Tratamento oclusal definitivo e terapia colateral: A duração depende da complexidade do programa terapêutico. Por exemplo, tratamento ortodôntico + FPD .→

Prognóstico:

Quando tivermos completado nosso plano de tratamento, devemos chegar a um prognóstico para o caso. Isso deve ser explicado ao paciente. Depende da idade do paciente, do período entre o início dos sintomas e o início do tratamento, da gravidade do fator psicogênico e da lesão anatômica.

Frequentemente, dentes envolvidos são bastante questionáveis. Não há um método infalível para determinar como certos dentes responderão ao tratamento. Às vezes, felizmente, os resultados são surpreendentes. Embora devêssemos tentar salvar o máximo de dentes possível, ocasionalmente, em nosso entusiasmo, podemos ultrapassar os limites da razão. Isso é bom, desde que estejamos preparados para mudar nosso plano de tratamento conforme o caso exigir. É uma boa prática planejar nossas restaurações de modo que, se um dente questionável não responder ao tratamento, tenhamos uma solução alternativa.

Às vezes, um caso tem que ser concluído com um anexo de precisão em um dente saudável ao lado de um questionável. Por exemplo, se o primeiro pré-molar superior tem um bom periodonto, o segundo pré-molar e o segundo molar são duvidosos e o primeiro molar está faltando, construiríamos uma ponte fixa do segundo molar ao segundo pré-molar e colocaríamos um anexo no primeiro pré-molar.

O acessório macho, que é parte da ponte fixa, ajuda a estabilizar a ponte em virtude de sua inserção no primeiro pré-molar. Se os pilares da ponte forem removidos posteriormente, o acessório já está no lugar. Geralmente, há uma condição semelhante no outro lado, e outro acessório foi colocado e paralelo ao primeiro.

Isto é, então, o que queremos dizer com "planejamento de tratamento" e por que é muito importante fazer um estudo cuidadoso de todos os fatores envolvidos antes de iniciar o tratamento.

Preparação da boca para reabilitação

Após concluir os procedimentos diagnósticos necessários, decidir que a reabilitação oral completa é indicada e elaborar nosso plano de tratamento, precisamos agora preparar a boca para a restauração.

Dependendo de nossas descobertas, removeremos ou removeremos quaisquer processos infecciosos, como raízes retidas, impactações, dentes desvitalizados sem importância e semelhantes. Hoje, com o tratamento endodôntico adequado, a retenção de dentes estratégicos questionáveis é possível. No entanto, como esses dentes são potenciais responsabilidades do ponto de vista do tratamento completo, muitas vezes é sensato incluir em nosso plano de restauração a possibilidade de sua perda em um momento subsequente. Em outras palavras, devemos estar preparados para contingências como fraturas, cáries não detectadas e infecções recorrentes. Sempre que possível, devemos fornecer seguro contra fraturas pelo uso de um pino de metal e/ou colar de metal. Como acontece com a maioria das regras gerais, às vezes há exceções; por exemplo, a retenção de um terceiro molar impactado. Se sua remoção colocaria em risco um segundo molar necessário para um pilar de ponte ou a remoção de uma raiz estratégica desvitalizada em um paciente suspeito de ter um foco de infecção. Ocasionalmente, um dente perfeitamente bom pode ter que ser sacrificado por causa de sua relação com os outros dentes. Não é sensato comprometer o resultado de todo o esforço apenas para salvar um único dente".

Tratamento do Tecido Mol:

A maioria dos casos que somos chamados a tratar tem algum envolvimento periodontal, que pode variar de leve a muito grave. O tempo de tratamento dependerá do tipo e da gravidade da condição. Se for leve, a terapia de rotina (raspagem e curetagem) é suficiente. Se a condição for grave, no entanto, certas considerações devem ser levadas em conta. Uma cirurgia periodontal extensa pode ser necessária, e isso frequentemente deixa um resultado não estético . Embora a remoção do tecido infectado seja definitivamente parte do nosso tratamento e, de fato, um dos critérios de um caso tratado com sucesso , ainda assim as considerações estéticas também são importantes.

O que recomendamos aqui é uma abordagem conservadora; em outras palavras, apenas a cirurgia periodontal mínima muito necessária até que o caso esteja funcionando por um tempo. É incrível o quanto a melhora do tecido pode ocorrer como resultado de uma boa odontologia com contornos corretos e função adequada. Em muitos casos, a cirurgia necessária é minimizada notavelmente.

Há uma possível desvantagem nessa abordagem porque não podemos determinar de antemão exatamente quanta mudança ocorrerá; às vezes, torna-se necessário repreparar vários dentes para obter um efeito mais estético. Esse pode ser o preço do conservadorismo. No entanto, depois de observar a melhora de vários casos após o estabelecimento da função adequada, é natural concluir que essa é a melhor abordagem. Torna-se uma questão de julgamento pessoal.

Região posterior:

A localização do tecido gravemente envolvido é importante. Os segmentos posteriores são mais difíceis de manter limpos e estimulados por cuidados domiciliares. Do ponto de vista estético, eles não são tão essenciais quanto os anteriores. Consequentemente, parece mais lógico se esforçar para remover todas as bolsas periodontais posteriormente, mesmo que isso implique uma cirurgia extensa. As coroas anormalmente longas exigidas por esses procedimentos são menos visíveis na região posterior. As restaurações, se forem coroas completas, devem ser feitas para cobrir toda a estrutura dentária exposta para evitar a possibilidade de cárie secundária. Assim como os tecidos moles posteriores são difíceis de cuidar adequadamente por cuidados domiciliares, também é difícil manter as superfícies dos dentes limpas para evitar cáries.

Região anterior:

Na região anterior, onde a estética é tão importante, pode ser necessário aceitar um compromisso. Bolsas rasas, que podem ser facilmente mantidas sob controle por cuidados domiciliares e visitas frequentes ao dentista, podem ser o menor dos dois males. Nossa experiência indica que quando uma boca é restaurada à função adequada, tais bolsas que permanecem melhoram ou permanecem as mesmas. Elas raramente pioram. Tudo o que é necessário é função adequada, curetagem frequente e bons cuidados domiciliares. De um ponto de vista estético, isso é melhor do que superfícies radiculares desnudas ou coroas excessivamente longas, o que exigiria uma máscara gengival para restaurar a estética.

Preparação dos dentes:

O tipo de preparação a ser usada no tratamento da função de uma dentição inteira depende de várias condições. É nosso problema fixar ou colocar restaurações que funcionem corretamente. Como essas restaurações serão colocadas dentro ou sobre os dentes dependerá principalmente da relação do dentes entre si e com seus membros opostos. Para poder planejar esse procedimento corretamente, precisamos de modelos de estudo cuidadosamente feitos, montados adequadamente em um articulador ajustável que duplique os movimentos da mandíbula do paciente. Isso pressupõe que registros precisos já tenham sido feitos e uma montagem adequada dos modelos feita com uma transferência de arco facial e um bom registro de relação cêntrica. Se for esse o caso, agora estamos em posição de observar a relação dos dentes entre si.

Deve começar a ficar aparente que a decisão sobre como os dentes devem ser preparados dependerá de uma determinação da relação cúspide necessária para fazer a boca funcionar corretamente. Em outras palavras, teremos que visualizar a articulação finalizada antes de podermos desgastar as superfícies dos dentes. Geralmente é um procedimento sensato preparar os dentes dos moldes montados e encerar o caso suficientemente bem para chegar a uma imagem precisa de onde as cúspides vão cair.

Uma vez que tenhamos uma ideia substancial da articulação a ser estabelecida, estamos em posição de decidir como os dentes devem ser preparados. Certas áreas terão que ser removidas para permitir espaço para uma cúspide oposta (Moagem Seletiva). Certas áreas terão que ser construídas para fazer o contato adequado. Certos dentes terão que ser deformados para que possam interdigitar adequadamente com os membros opostos. As forças de articulação terão que ser visualizadas e sua dissipação planejada.

MOAGEM SELETIVA:

Definição de Okeson : O desgaste seletivo é um procedimento pelo qual as superfícies oclusais dos dentes são alteradas com precisão para melhorar o padrão geral de contato.

A estrutura dentária é removida seletivamente até que os dentes remodelados entrem em contato de forma a cumprir os objetivos do tratamento.

Indicações:-

i) Auxiliar no tratamento de determinadas DTMs, quando –

a) O aparelho oclusal eliminou os sintomas da ATM

b) O contato oclusal ou posição da mandíbula é identificado como a característica do aparelho que afeta os sintomas

ii) O tratamento complementar associado a grandes alterações oclusais pode ser indicado com desgaste seletivo antes do início do tratamento, para que seja estabelecida uma posição mandibular funcional estável na qual a restauração possa ser fabricada.

Previsão do resultado da moagem seletiva:

O desgaste seletivo é apropriado somente quando as alterações nas superfícies dos dentes são mínimas, para que todas as correções possam ser feitas dentro da estrutura do esmalte.

i) Regra dos terços – determina a discrepância bucolingual

ii) Deslocamento anterossuperior da mandíbula da relação cêntrica para a posição intercuspídea é notado. Um deslizamento anterior de menos de 2 mm pode ser eliminado.

iii) Componente horizontal e vertical do slide:

- Se o slide tiver maior componente horizontal é difícil eliminá-lo
- Se o slide estiver quase paralelo ao arco de fechamento (componente vertical maior), a eliminação será mais fácil.

iv) Prever o tipo e a adequação da futura orientação anterior

Procedimento de tratamento para moagem seletiva:

1º desenvolver uma posição de contato de relação cêntrica aceitável

2ª orientação laterotrusiva e protrusiva aceitável

1º Desenvolver uma posição de relação cêntrica aceitável:

Meta:-

- Para criar contatos dentários desejáveis quando os côndilos estão em sua posição musculoesquelética estável
- Eliminação de deslizamento de relações cêntricas. Um deslizamento da mandíbula é criado pela instabilidade de contatos entre inclinações dentárias opostas. Assim, o objetivo de atingir contatos aceitáveis na posição intercuspídea é alterar ou remodelar todas as inclinações em pontas de cúspides ou superfícies planas.

Classificação do slide de relação cêntrica:-

i) Lâmina anterossuperior:-

- O deslizamento da relação cêntrica para o infarto do miocárdio pode seguir um caminho direto e superior no plano sagital .
- É devido ao contato entre as inclinações mesiais das cúspides maxilares e as inclinações distais das cúspides mandibulares.

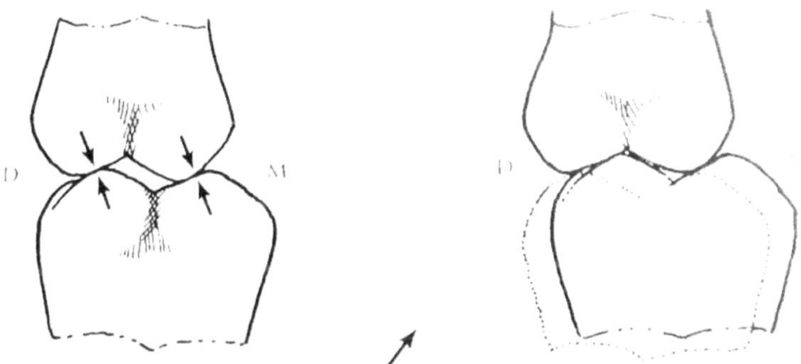

ii) Anterossuperior e deslizamento direito:-

- O deslizamento da relação cêntrica pode ser anterossuperior com um componente lateral direito
- Isso ocorre devido às inclinações internas e externas dos dentes posteriores.
- Quando um deslizamento lateral direito é criado por contatos dentários opostos nos lados direitos do arco, é devido às inclinações internas da cúspide lingual maxilar

contra as inclinações internas das cúspides bucais mandibulares. Também chamadas de interferências de relação cêntrica mediotrusiva

- Quando um deslizamento lateral direito é criado por contatos dentários opostos no deslizamento esquerdo – interferências de relação cêntrica laterotrusiva

iii) Anterossuperior e deslizamento esquerdo:-

Quando há um deslizamento lateral esquerdo, as inclinações dos dentes opostos que o criam são semelhantes àquelas que criam o deslocamento lateral direito, mas estão presentes nos dentes opostos.

Alcançando a posição de contato da relação cêntrica:

O paciente reclina-se na cadeira odontológica

↓

Relação cêntrica localizada bimanualmente

↓

Dentes trazidos ao primeiro contato pelo paciente

↓

Papel articulado colocado na lateral do 1° contato

↓

Mandíbula guiada para relação cêntrica e dentes em contato leve no papel articulado

↓

Os contatos estão localizados nas inclinações mesial ou distal ou bucal ou lingual dos dentes maxilares ou mandibulares

↓

Estas inclinações foram remodeladas em cúspides planas com pedra verde na peça de mão

↓

Quando a área de contato está localizada em uma inclinação próxima à área da fossa central, a inclinação é remodelada em uma superfície plana →"Hollow grinding", já que a área da fossa é ligeiramente alargada.

Lembre-se: - A relação bilateral dos dentes maxilares e mandibulares não pode ser alterada, pois isso é determinado pelas larguras interarcais quando os côndilos estão em relação cêntrica.

↓

Dentes alternados são ajustados na mesma sequência e técnica até que todas as pontas das cúspides entrem em contato com uma superfície plana.

À medida que a área da fossa é reduzida, a cúspide cêntrica fica situada mais profundamente na fossa.

Quanto mais profunda a ponta da cúspide estiver localizada em uma fossa, maior a probabilidade de ela entrar em contato com uma inclinação oposta durante movimentos excêntricos.

Quando a ponta da cúspide não entra em contato com a superfície do dente oposto durante movimentos excêntricos, a superfície plana oposta é reduzida ou quando a ponta da cúspide entra em contato com a superfície do dente oposto, a ponta da cúspide é reduzida.

Isso ajuda a reduzir contatos excêntricos indesejáveis.

O ideal é que haja 4 contatos de relação cêntrica em cada molar e 2 em cada pré-molar.

Os dentes anteriores que fazem muito contato durante o desenvolvimento da relação cêntrica posterior são reduzidos igualmente nos dentes anteriores maxilares e mandibulares.

Finalmente, uma posição de relação cêntrica aceitável foi desenvolvida quando contatos iguais e simultâneos ocorrem entre pontas de cúspides e superfícies planas em todos os dentes posteriores. Não há deslocamento ou deslizamento na relação cêntrica. Na relação cêntrica, todos os contatos posteriores são igualmente sentidos.

2º Desenvolver uma orientação laterotrusiva e protrusiva aceitável :

Meta:

- Estabelecer um complemento saudável e funcional de contatos dentários que sirvam para guiar a mandíbula através dos vários movimentos excêntricos.

- Em condições ideais, o canino deve entrar em contato durante os movimentos laterotrusivos e desocluir todos os dentes posteriores.

- Quando os caninos não estão alinhados corretamente para fornecer orientação laterotrusiva , uma orientação de função de grupo é estabelecida. Neste caso, a mandíbula é guiada lateralmente pelos pré-molares e até mesmo pelas cúspides mesiovestibulares do 1º ^{molar}.

Lembre-se, o movimento laterotrusivo não é estático, mas dinâmico.

i) laterotrusivos aceitáveis ocorrem entre as cúspides bucais e não as cúspides linguais. Se estiverem presentes, são eliminados.

ii) Os movimentos protrusivos são melhor guiados pelos dentes anteriores e não pelos dentes posteriores.

Técnica:-

Todos os ajustes para os contatos excêntricos ocorrem em torno dos contatos de relação cêntrica sem alterá-los

↓

Determinar se é necessária orientação canina ou orientação de função de grupo

↓

Uma vez determinados os contactos de orientação desejáveis, estes são refinados e os contactos excêntricos restantes são eliminados.

↓

Os contatos de relação cêntrica são marcados em vermelho e os contatos excêntricos são marcados em azul, fazendo as várias excursões excêntricas (excursão à direita, excursão à esquerda e protrusão reta)

↓

Os contatos excêntricos azuis são ajustados para atender à condição de orientação determinada sem alterar nenhum contato de relação central vermelha

Procedimento para orientação canina:

- Todas as marcas azuis nos dentes posteriores são eliminadas sem alteração dos contatos da relação cêntrica estabelecida (vermelho).
- Muitas vezes são necessários vários ajustes para obter os contatos desejados.

Na conclusão: os dentes posteriores revelam apenas contatos de relação cêntrica vermelha nas pontas das cúspides e superfícies planas

- Os caninos revelam contatos laterotrusivos azuis
- Incisivos revelam contatos protrusivos azuis

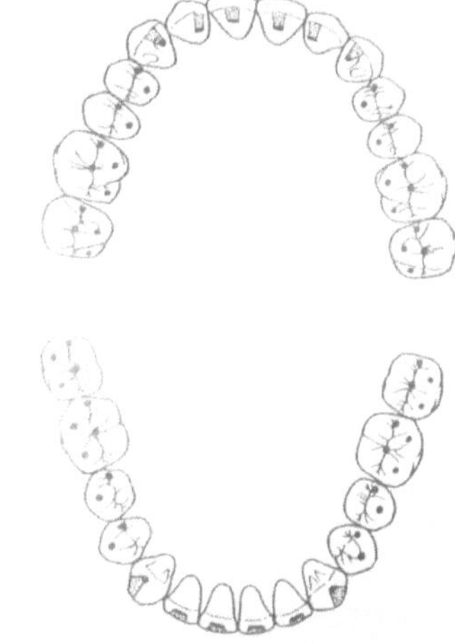

Procedimento para orientação da função do grupo:-

- Todos os contatos azuis nos dentes posteriores não são eliminados, pois dentes posteriores selecionados são necessários para auxiliar na orientação.
- Os contatos desejáveis são os laterotrusivos nas cúspides vestibulares dos pré-molares e as taças MB do 1$^{o\ molar}$.

Na conclusão:-

- Contatos de relação cêntrica vermelha nos dentes posteriores (exceto para contatos laterotrusivos azuis nas cúspides vestibulares que são necessários para auxiliar na orientação).
- Os caninos revelam os contatos laterotrusivos azuis quando o movimento se torna grande o suficiente para desocluí -los.
- Incisivos revelam contatos protrusivos azuis

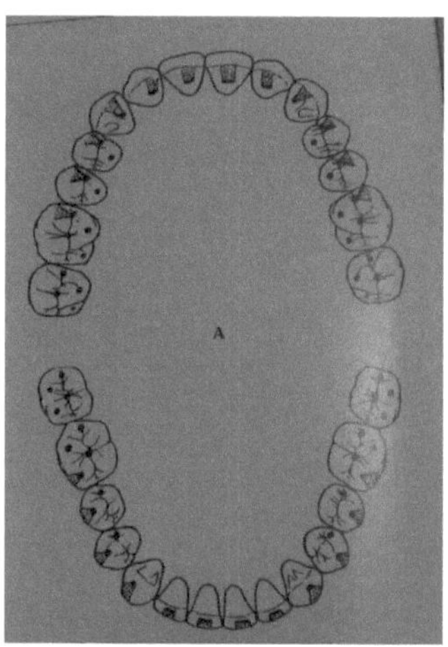

**Qualquer contato dentário que ocorra durante movimentos parafuncionais é identificado e eliminado durante o procedimento de desgaste seletivo.

3ª Avaliação na posição de alimentação alérica :

- Com o paciente na posição vertical e com a cabeça inclinada para frente aproximadamente 30 °, o paciente fecha os dentes posteriores.
- Se os dentes anteriores estiverem em contato intenso ou se ambos os dentes anteriores e posteriores estiverem em contato igualmente, ajustes serão feitos.
- Qualquer contato de relação cêntrica vermelha nos dentes anteriores é ligeiramente reduzido na conclusão – os dentes posteriores são sentidos predominantemente do que os dentes anteriores.

Instruções para o paciente: -

- O paciente pode ser informado de que alguns dentes podem parecer ásperos quando esfregados, mas ficarão lisos e polidos em poucos dias.
- Pedir ao paciente para relaxar os músculos e evitar que os dentes se toquem costuma ser o melhor conselho.

Quando grandes alterações nas superfícies dos dentes são necessárias, elas são tratadas por terapia restauradora ou ortodôntica. Há uma série de fatores que determinarão se um caso pode ser tratado por onlays ou se deve ser tratado por cobertura total.

Relação adversa do Eixo Longo dos dentes: Frequentemente, quando os modelos de estudo montados corretamente são examinados, fica evidente que os eixos longos dos dentes superiores e inferiores não estão idealmente relacionados. O eixo longo de um dente superior pode estar diretamente sobre o eixo longo do dente inferior oposto. Tal arranjo impede o uso de onlays nos procedimentos de reconstrução, pois não seria possível interdigitar as cúspides superior e inferior adequadamente sem produzir um resultado monstruoso. Essa situação, necessariamente, requer o uso de cobertura total.

Em alguns casos em que os eixos longos dos dentes posteriores superiores e inferiores não são ideais, pode ser possível obter uma articulação adequada deformando as preparações de onlay . Por exemplo, ao sobreconstruir a mesial de uma onlay inferior e a distal da onlay superior oposta , podemos ser capazes de efetuar uma articulação funcional sem uma exibição muito grande de ouro nas superfícies proximais mesiais dos dentes superiores. Por outro lado, pode ser necessário sobreconstruir a mesial dos dentes posteriores superiores enquanto sobreconstrui a distal dos dentes inferiores opostos. Isso é menos desejável do ponto de vista estético devido à exibição excessiva de metal. É possível, é claro, para superar essa condição usando cobertura total de facetas. Ainda assim, após observar a mudança que ocorreu em algumas facetas após alguns anos, somos inclinados a nos perguntar se não teria sido melhor nesses casos ter uma exibição de metal em vez de material de faceta descolorido. O uso de facetas de porcelana superou isso até certo ponto.

Overjet insuficiente dos dentes posteriores: Em nossa discussão sobre articulação, foi demonstrado que superfícies oclusais adequadamente articuladas requerem um overjet dos dentes posteriores superiores. Se houver um overjet bucal insuficiente, então onlays são novamente impedidos. Uma condição como essa necessitaria da construção de onlays que tenham uma saliência do ouro até a superfície do dente, e isso não seria satisfatório.

Portanto, para estabelecer o overjet bucal adequado e ter restaurações que se misturem à estrutura do dente, a cobertura total é aqui indicada.

Relação de mordida cruzada: Muito raramente dentes naturais em uma relação de mordida cruzada podem ser restaurados para a função adequada por meio de onlays . Ocasionalmente, isso é possível se os dentes estiverem adequadamente inclinados e idealmente interdigitados. Geralmente, no entanto, uma relação de mordida cruzada deve ser tratada por cobertura total. Isso não significa que os dentes podem ser restaurados para uma relação normal por cobertura total, pois isso exigiria muita inclinação do eixo longo. Em vez disso, queremos dizer que a cobertura total é o único método pelo qual uma relação de mordida cruzada adequada pode ser estabelecida quando for indicada.

Boca suscetível à cárie: Bocas que precisaram de muitas obturações ao longo dos anos geralmente são candidatas à cobertura total. Onde encontramos restaurações MOD, bem como restaurações de Classe V, tanto bucais quanto linguais, dificilmente parece sensato trabalhar apenas para ter algumas ilhas de esmalte. A cobertura total, é claro, não descarta a possibilidade de cárie futura. Na verdade, uma boca suscetível à cárie deve ser observada muito de perto após a cobertura total porque as margens das restaurações estão, na maior parte, escondidas sob a margem livre da gengiva.

Até agora, pode parecer que a maneira óbvia de tratar todos os casos é por cobertura total. Embora seja verdade que é muito mais fácil e rápido preparar uma coroa completa ou uma série de coroas completas do que preparar onlays satisfatórios , também é verdade que consideravelmente mais estrutura dentária tem que ser sacrificada em uma preparação de coroa completa. Além disso, é extremamente difícil contornar adequadamente coroas completas. Até o momento, não há substituto satisfatório para estruturas dentárias naturais. De muitos pontos de vista, facetas plásticas estão longe de ser desejáveis, e a porcelana tem suas desvantagens.

Sempre que possível, a restauração de escolha é a onlay , e por estes motivos:

- Há menos destruição da estrutura dentária.

- Não há facetas para construir ou manter

- Há menos margens em áreas suscetíveis à deterioração.

- Ainda há mais guias para um contorno adequado.

Uso da Cobertura Total :

Nos casos em que não é prático usar onlays , um compromisso definitivo é indicado, e devemos recorrer à cobertura total. Para que o resultado seja satisfatório, devemos nos guiar por certas considerações.

A redução da superfície oclusal deve ser executada de modo a permitir profundidade suficiente para a cúspide oposta. Em outras palavras, visualmente não é suficiente cortar diretamente a superfície oclusal; ela tem que ser reduzida mais mesialmente e distalmente, dependendo da relação do dente com seu antagonista. Aqui está outra vantagem da preparação onlay : na maioria dos casos, ela fornece amplo espaço em sua forma de caixa proximal.

A redução da superfície vestibular deve ser feita com os requisitos de uma faceta em mente, quando uma for indicada. Estrutura dentária suficiente deve ser removida para permitir uma espessura adequada do material da faceta. Além disso, a redução deve ser realizada abaixo da gengiva quando a estética for um fator primordial.

O tipo mais satisfatório de preparação de cobertura total é o chanfro. Esta conclusão é baseada em uma observação longa e cuidadosa de preparações de chanfro e de ombro completo. Em casos de reconstrução, as restaurações são temporariamente cimentadas por períodos bastante longos, e foi descoberto que as lavagens ocorrem com menos frequência em preparações do tipo chanfro do que em ombros completos.

É quase impossível moldar com precisão uma preparação completa do ombro. Também é consideravelmente mais difícil assentar adequadamente uma restauração que tenha um ombro inteiro. Além disso, quando o ombro inteiro é usado como um pilar de ponte fixa, o problema de assentar perfeitamente a restauração é aumentado.

Uso de Onlays :

Os onlays também devem ser preparados de forma inteligente e os seguintes princípios e procedimentos devem ser observados:

- O contorno da cavidade deve permitir que a restauração se misture naturalmente aos contornos restantes da estrutura do dente.

- As margens da cavidade devem ser levadas para áreas imunes; ou seja, extensão para prevenção.
- As margens devem ser levadas além das superfícies oclusivas para que a função não tenda a abri-las.
- Todas as superfícies funcionais devem ser cobertas ou "calçadas" para minimizar a possibilidade de uma cúspide cisalhada.
- Assentos gengivais planos, paredes quadradas e profundidade razoável para uma espessura suficiente de material de preenchimento são necessários para garantir retenção e resistência adequada contra estampagem e abertura das margens. Preparações de fatias não são adequadas.
- As margens da cavidade devem terminar em estrutura dentária sadia.
- Desde que seja obtida retenção suficiente, não é necessário transportar as margens proximais abaixo da margem livre da gengiva.
- Os contornos da cavidade devem incluir áreas suficientes para permitir que a articulação seja estabelecida sem uma exibição indevida de material de preenchimento. Isso é especialmente importante para os caninos e os anteriores .
- Chanfros adequados devem ser empregados para aumentar a vida útil das restaurações. Chanfros curtos e grossos são preferíveis aos finos.
- A ancoragem acessória na forma de cavidades ou ranhuras pode ocasionalmente ser necessária para retenção adequada.
- Todas as superfícies do solo devem ser polidas com pedras finas, diamantes ou discos de polimento .

Alta velocidade:

Os métodos de preparação dos dentes estão mudando tão rapidamente hoje que é impossível cobrir todas as suas ramificações. Algumas generalizações, no entanto, podem ser feitas.

A alta velocidade na odontologia veio para ficar. Os preparativos são mais fáceis de fazer, e o procedimento é menos fatigante para o paciente. Enquanto no passado, a preparação dos dentes na reabilitação de boca inteira era uma tarefa real, agora, graças aos anestésicos aprimorados, diamantes, carbonetos e equipamentos de alta velocidade, esta fase do tratamento é a mais fácil. Muitas precauções, é claro, devem ser observadas com o instrumento de corte rápido. Como uma boa visão é obviamente necessária, as instalações de iluminação devem ser melhores do que a média. Apenas boas brocas de carboneto e pontas de diamante devem ser usadas, e um controle cuidadoso é obrigatório. Para evitar possíveis traumas, o tecido oral deve ser retraído (de preferência por um assistente).

Para que não haja "polpas fritas", resfriamento adequado é essencial. O uso de ar e água com um acessório automático é recomendado. Aspiração adequada também é necessária com fluidos refrigerantes, e devem ser tomadas para evitar a propulsão do dente e do material de restauração para a garganta do paciente.

Dicas úteis:

Por terem se mostrado valiosos, os seguintes hábitos e procedimentos de trabalho são recomendados:

- Sempre que possível, trabalhe sentado. Além do fato de que isso é menos cansativo para o operador, uma sensação mais relaxada é transmitida ao paciente. -Prepare os dentes em quadrantes. Com uma injeção de anestésico, geralmente é possível preparar quatro dentes tão prontamente quanto um ou dois.

- Faça os mesmos cortes em todos os dentes antes de descartar o ponto de corte, obtendo assim o máximo de trabalho de um instrumento antes de mudar para outro. - Examine frequentemente o progresso feito. Use ar para limpar o campo. - No estágio de preparação, remova apenas a cárie necessária para preparar o dente. A remoção completa neste momento pode, às vezes, criar problemas na impressão de tinta. A única exceção é onde haveria perigo de envolvimento pulpar, a menos que remoções completas fossem feitas. Neste caso, a cárie deve ser removida e substituída por cimento. Este cimento, por sua vez, deve ser removido antes da cimentação final para que haja apenas uma mistura de cimento entre a restauração e o dente.

- Examine cuidadosamente todas as margens e a estrutura do dente adjacente às margens, especialmente nas áreas gengivais. Pode haver cálculo presente que deve ser removido. As restaurações, afinal, devem ser feitas contra a estrutura do dente sadia, não contra uma camada de cálculo.

- Examine cuidadosamente todas as preparações para cortes inferiores, para linhas de acabamento definidas e suaves, e para determinar se a estrutura do dente foi adequadamente removida nos locais adequados.

Quando os preparativos estiverem finalmente concluídos de acordo com nossa satisfação, podemos prosseguir com a realização das impressões

Cobertura temporária de dentes preparados:

Após prepararmos os dentes e fazermos as impressões, é necessário dar alguma proteção temporária aos preparos. Normalmente fazemos nossos "temporários" antes de fazer as impressões. Os feitos de guta-percha ajudarão na retração. Os feitos de acrílico podem ser aparados e polidos pelo técnico enquanto fazemos as impressões.

Seleção de Instrumentos para Reabilitação Oclusal

Existem quatro tipos básicos de instrumentos que podem ser usados com igual sucesso para obter bons resultados em procedimentos restaurativos. O propósito de toda boa instrumentação é simplesmente capturar com precisão o caminhos de borda dos dentes, Isso pode ser feito reproduzindo os movimentos de borda dos côndilos e então combinando os caminhos condilares reproduzidos com caminhos de orientação anteriores corrigidos. Ou pode ser feito registrando os resultados dos caminhos determinantes anteriores e posteriores no local dos próprios dentes.

Ao usar qualquer instrumento, deve-se lembrar que a orientação anterior é um produto de movimentos de borda funcional que caem dentro dos limites externos do envelope de movimento. Registrar apenas as vias condilares não fornece informações suficientes para que o instrumento reproduza precisamente os movimentos dos dentes que estão em harmonia com o envelope de função. A orientação anterior é uma entidade separada que deve ser registrada e programada em qualquer articulador, além das vias condilares, se o instrumento for usado como um dispositivo para reproduzir movimentos da mandíbula.

A orientação anterior não é determinada pela orientação condilar, portanto, não há instrumento capaz de determinar como a extremidade frontal da mandíbula deve se mover. Se a orientação anterior for determinada corretamente na boca e seus caminhos forem registrados na "extremidade frontal" do articulador, qualquer um dos vários instrumentos pode ser usado com excelentes resultados.

Quanto mais simples o dispositivo de articulação, mais compensação deve ser feita por suas deficiências. Mas se as compensações podem ser feitas de forma fácil e precisa, há valor prático em manter a instrumentação o mais simples possível.

Articuladores semi-ajustáveis:

A maior deficiência dos articuladores semi-ajustáveis é que os caminhos condilares são limitados à linha reta. Devido a essa limitação, esses instrumentos são chamados de articuladores de mordida de verificação. Isso significa que os caminhos horizontais do côndilo são ajustados para se alinharem com um registro de mordida feito na relação cêntrica e outro registro de mordida feito na posição protrusiva. O caminho resultante é uma linha reta entre os dois pontos. Os caminhos laterais são ajustados a partir do registro de mordida cêntrica mais os registros de mordida feitos nas posições da mandíbula lateral esquerda e posterior direita. O deslocamento lateral gradual em linha reta resultante do côndilo de equilíbrio determina a quantidade de deslocamento lateral imediato para o côndilo do lado de trabalho.

Se os caminhos na curva do crânio entre as duas posições de mordida de verificação, a curva não será duplicada no articulador. Apenas os dois pontos da posição de mordida de verificação estarão corretos. O caminho entre os dois pontos estará errado.

Para minimizar os erros da técnica de mordida de verificação, os registros de mordida protrusiva e lateral devem ser feitos bem próximos da relação cêntrica. A parte mais importante da via condilar é logo após o côndilo deixar a relação cêntrica, então fazer o registro da bile excêntrica a cerca de 5 mm da relação cêntrica dá maior precisão onde é mais necessário.

O instrumento semi-ajustável não pode registrar toda a amplitude dos movimentos condilares laterais e protrusivos, mas o equivalente mecânico dos movimentos dentários pode ser registrado com a maior precisão possível em qualquer instrumento disponível se as deficiências do instrumento forem compensadas com o seguinte.

1. Procedimento de orientação anterior personalizado
2. Técnica simplificada de contornos de fossas para relacionar a forma das fossas inferiores com a orientação anterior.
3. Procedimentos de trajetória gerados funcionalmente para capturar os movimentos precisos das bordas dos dentes posteriores na dimensão vertical correta.

Quando registrados dessa maneira, os caminhos dos dentes posteriores refletem a influência precisa de todos os movimentos da borda condilar, bem como a orientação anterior. Nenhuma interpolação do movimento condilar é necessária porque os movimentos da borda são registrados diretamente no local onde o caminho dos movimentos é importante nos próprios dentes posteriores. O articulador não é usado como um duplicador de movimentos da mandíbula, mas sim como um dispositivo que relaciona os caminhos funcionais aos dentes preparados. Como cada um dos refinamentos acima pode ser usado com vantagem em qualquer abordagem de instrumento, eles não constituem trabalho adicional desnecessário.

Instrumentos semi-ajustáveis não registram precisamente o deslocamento de Bennet, mas as compensações necessárias podem ser facilmente feitas. No entanto, mesmo se o instrumento for usado com registros de mordida de verificação para definir caminhos condilares sem procedimentos de caminho gerados funcionalmente, o ajuste oclusal ainda deve ser mínimo. É possível registrar a relação cêntrica perfeitamente e, como é fácil excluir todos os contatos posteriores em excursões laterais protrusivas e não funcionais, os ajustes a essas excursões devem ser mínimos.

Há uma série de outros articuladores semi-ajustáveis que podem ser usados com a mesma eficácia que o University Model Hanau. O Whip Mix Articulator é um instrumento popular que tem três variações que podem ser usadas para distância intercondilar.

O modelo H de Hanau ou os articuladores Dentatus e Girrbach estão entre os instrumentos não-arcon mais populares .

Articuladores totalmente ajustáveis:

O termo "totalmente ajustável" se refere à reprodutibilidade dos caminhos condilares do paciente. Ao avaliar qualquer articulador, deve-se primeiro notar que não importa quão **complexo** o instrumento possa ser, ele ainda não pode fazer mais do que o seguinte:

1. Reproduza o eixo horizontal terminal da rotação condilar.
2. Reproduza o eixo vertical de rotação condilar.
3. Reproduz o eixo sagital de rotação condilar
4. Permitir múltiplos eixos de rotação simultâneos durante translações condilares.
5. Reproduza os trajetos protrusivos retos de cada côndilo.
6. Reproduza os caminhos de cada côndilo durante a excursão lateral reta da mandíbula.
7. Reproduza os múltiplos caminhos de cada côndilo durante todas as excursões possíveis da mandíbula entre a protrusão lateral reta e a protrusão reta.

Embora existam muitas alegações sobre a ajustabilidade completa, muito poucos instrumentos são realmente capazes de reproduzir todos os sete movimentos condilares acima sem algum grau de interpolação.

Os seis primeiros movimentos listados podem ser reproduzidos com precisão pela maioria dos movimentos gnatológicos de qualidade. instrumentos, mas o sétimo requisito, as múltiplas vias protrusivas-laterais, devem ser interpoladas a partir de vias laterais retas e protrusivas retas.

Existem dois métodos básicos para registrar os caminhos condilares: traçados pantográficos e estereografias . Na verdade, nenhum dos métodos registra os verdadeiros contornos anatômicos da articulação temporomandibular, nem o articulador reproduz a anatomia da articulação. H é meramente um equivalente mecânico que torna a extremidade posterior do articulador capaz de passar pelos mesmos movimentos que a extremidade posterior da mandíbula segue em função.

Instrumentos pantográficos:

O uso de pantográficos se tornou muito mais prático desde a introdução do Denar Pantograph. Devido a um procedimento simplificado de uso de formadores de embreagem de vinil, um conjunto de pontos de apoio central de embreagens pode ser fabricado em questão de minutos. As embreagens são então adaptadas ao Denar Pantograph, que traça os movimentos mandibulares em placas de rastreamento.

A técnica pantográfica tem a vantagem que acompanha o uso de um ponto de apoio central. Com um ponto de apoio central localizado corretamente, todas as interferências oclusais são desengatadas quando os caminhos condilares são registrados. Não há contato dentário durante os procedimentos de traçado. A manipulação da mandíbula é mais simples devido à ausência completa de quaisquer interferências oclusais na vertical aberta.

Se traçados pantográficos forem usados para programar o articulador, é necessário que o pantógrafo esteja correto. Infelizmente, o pantógrafo não pode ser melhor do que a capacidade do operador de manipular a mandíbula com o pantógrafo acoplado. Permitir que o paciente registre os movimentos das bordas sem a assistência especializada do operador resultará em traçados incorretos. Eles geralmente ficarão aquém dos limites das bordas externas. A mandíbula deve ser manipulada para capturar corretamente os limites externos do movimento.

A manipulação deve começar com o registro da posição da dobradiça terminal e todos os traçados laterais devem emanar dela. Não fazer isso resultará em restaurações com interferências nas posições das bordas extremas, apenas na relação lateral à cêntrica.

Ao manipular a mandíbula ou um traçado pantográfico correto, é extremamente importante que os côndilos estejam em sua posição mais superior para a parte da relação cêntrica do traçado. O ponto de apoio central permite o posicionamento fácil dos côndilos nessa posição superior, mas também permite que um erro muito comum ocorra se a manipulação correta não for usada.

É muito difícil registrar movimentos corretos de centricidade e borda com o paciente sentado ereto. A posição supina torna a manipulação muito mais simples.

Se uma técnica de uma mão for usada para posicionar a mandíbula em relação cêntrica com o ponto de apoio central no lugar, o dentista deve ter certeza de exercer uma força para baixo no queixo, conforme a mandíbula é retruída . Isso tem o efeito de assentar o côndilo para cima.

O popular Stuart Articulator é outro instrumento que também se ajusta a traçados paniográficos . A seleção de qual instrumento usar é puramente uma questão de preferência pessoal.

A desvantagem dos dispositivos pantográficos é que os traçados devem ser feitos em uma dimensão vertical consideravelmente aberta para dar espaço às garras. É essencial que o eixo da dobradiça terminal seja registrado precisamente ou o eixo incorreto de fechamento introduzirá erros.

Também é provável que em algumas bocas, pelo menos, os movimentos das bordas sejam diferentes na posição aberta do que na vertical correta.

Instrumentos estereográficos:

Um dos instrumentos "totalmente ajustáveis" mais simples de usar é o TMJ Articulator. Todos os movimentos de borda podem ser registrados com precisão em três dimensões por meio de simples embreagens intraorais que são estabilizadas por um ponto de apoio central.

As gravações são feitas indentando três ou mais pontos de farinha em acrílico autopolimerizável pastoso na superfície da embreagem oposta e, em seguida, movendo a mandíbula por todos os movimentos de borda. Movimentos laterais protrusivos podem ser incluídos. Quando a gravação estereográfica é concluída, os caminhos de guia de acrílico podem endurecer. Os caminhos do côndilo no instrumento são então feitos em acrílico autopolimerizável, conforme ditado pelos pontos de uma embreagem deslizando nas gravações indentadas da outra. Como as gravações tridimensionais foram feitas na boca pelos caminhos dos côndilos, o procedimento pode ser revertido e os caminhos na embreagem podem ditar o equivalente mecânico do movimento do côndilo no articulador.

Técnicas estereográficas têm uma vantagem decisiva no uso de gravações tridimensionais. Todos os caminhos de borda podem ser programados na orientação condilar, incluindo movimentos protrusivos-laterais. O instrumento pode ser usado em combinação com procedimentos de orientação anterior personalizados. Ele se presta bem a procedimentos sofisticados de Pankey -Mann-Schuyler.

O instrumento TMJ é um excelente articulador para fabricar dentaduras. As garras intraorais são estabilizadas pelo ponto de apoio central ! e todas as gravações são feitas intraoralmente dentro da área central das bases. Esta é uma vantagem decisiva sobre os dispositivos pantográficos que frequentemente têm uma tendência a inclinar a base da dentadura com o peso dos apêndices externos.

não articuladores :

Todos os movimentos de borda dos dentes podem ser registrados e duplicados com precisão, mesmo sem usar um articulador. Não é necessário reproduzir as vias do côndilo, desde que o efeito dos movimentos do côndilo possa ser registrado no local dos dentes. Um instrumento que realiza isso é chamado de Relator Gnático. Ele é preciso e adaptável a todas as técnicas. Ele é usado com mais vantagem em combinação com algum tipo de articulador semi-ajustável. Mas o articulador em si não é usado para reproduzir movimentos de borda.

É essencial que a orientação anterior seja aperfeiçoada antes do uso do Relator Gnático para fabricação de restaurações oclusais posteriores. Um dispositivo estereográfico é então configurado em modelos centralmente relacionados após os dentes posteriores terem sido preparados. O relator é então transferido para a boca para a gravação. Nenhum ponto de apoio central é necessário porque os dentes anteriores entram em contato durante a gravação.

Como a gravação estereográfica é feita na dimensão vertical correta com a orientação anterior e a orientação condilar influenciando os movimentos da borda, nenhuma interpolação é necessária. O próprio dispositivo de gravação é reposicionado nos modelos de matriz mestre, onde se torna o guia para todos os movimentos dos modelos em relação uns aos outros

Os modelos com o Gnathic Relator acoplado podem ser segurados manualmente em perfeita relação cêntrica e podem ser movidos por quaisquer caminhos de borda manualmente. O enceramento e a conclusão das restaurações podem ser aperfeiçoados nos modelos portáteis.

Articuladores "simples":

O propósito mais importante de um articulador é relacionar os modelos superior e inferior ao eixo horizontal correto. Articuladores de dobradiça simples não permitem um relacionamento correto com o eixo de fechamento. Erros consideráveis são introduzidos em todos os aspectos da forma oclusal quando os eixos horizontal e vertical corretos não são usados. O problema com articuladores de dobradiça simples é que os únicos movimentos que eles podem fazer são movimentos que o paciente não pode fazer.

Uma montagem de arco facial é essencial para a utilização adequada de qualquer articulador. Articuladores que não aceitam uma montagem de arco facial não têm praticamente nenhum valor para procedimento restaurador ou análise oclusal.

Modelo de montagem s

Sem procedimentos de montagem corretos, mesmo um registro de mordida cêntrica perfeitamente feito tem valor limitado. Muitos dentistas que estão genuinamente se esforçando para obter precisão desperdiçam uma grande quantidade de tempo meticulosamente realizando procedimentos que não são necessários.

O uso de um ponteiro infraorbital, por exemplo, é um passo extra que muitos dentistas usam desnecessariamente. Ele tem valor prático limitado porque um procedimento laboratorial simples pode cumprir todas as funções do ponteiro com muito mais precisão e repetibilidade. A tatuagem de eixos condilares é uma perda de tempo semelhante.

Um registro de arco facial é uma das etapas essenciais para a montagem adequada de moldes. Após a localização do eixo condilar no crânio, ele fornece um método de transferência desse eixo para o articulador, relacionando-o ao molde superior. Se um registro de mordida cêntrica for feito em uma dimensão vertical aberta, a precisão do registro de mordida só será mantida se o eixo de fechamento for o mesmo no articulador como era no paciente.

Qualquer mudança de eixo altera a direção do caminho de fechamento. Erros incorporados ocorrem quando os modelos são montados em instrumentos que não reproduzem o eixo corretamente. Instrumentos que são capazes de reproduzir o eixo só o farão se os modelos forem montados com um arco facial. É uma boa prática registrar a relação cêntrica o mais próximo possível da dimensão vertical correta.

O método mais preciso para registrar o eixo horizontal correto inclui o uso de algum tipo de dispositivo cinemático para localizar o eixo de articulação terminal. Um eixo de articulação pode ser registrado em qualquer ponto ao longo do caminho protrusivo. A menos que uma boa técnica de manipulação seja usada para posicionar os côndilos em sua posição terminalmente apoiada, o eixo de articulação registrado estará incorreto. Além disso, mesmo o eixo de articulação registrado com mais precisão não pode compensar um registro de mordida cêntrica perdido.

Um registro cinemático do arco facial é quase uma necessidade se o registro da mordida cêntrica for feito em uma vertical aberta extrema. Registros de mordida feitos com garras no lugar geralmente se enquadram nessa categoria. No entanto, se o registro da bile cêntrica puder ser feito na dimensão vertical correta ou próximo a ela, uma precisão clinicamente aceitável pode ser alcançada palpando para localizar o eixo.

Método de palpação para localização do eixo condilar:

De uma posição atrás dos pacientes, o operador deve colocar o dedo indicador sobre a área da articulação e pedir ao paciente para abrir bem. Conforme o côndilo se move para frente, a ponta do dedo cairá na depressão sentida pelo côndilo protuberante. O paciente deve então fechar. Conforme o côndilo é puxado de volta para a relação cêntrica, sua posição pode ser localizada pela ponta do dedo. Ao pedir ao paciente para repetir um arco de abertura-fechamento, será possível na maioria dos pacientes sentir a rotação condilar e localizar o eixo dentro de limites aceitáveis de precisão. Uma vez que o centro geral do côndilo é localizado, a precisão é garantida dentro de 2 ou 3 mm. Isso é aceitável em qualquer montagem que deva ser articulada razoavelmente próxima da dimensão vertical correta. O eixo localizado deve ser marcado na pele.

Nem sempre é possível articular os modelos diagnósticos originais de oclusões desequilibradas perto da dimensão vertical correta. O registro da mordida cêntrica deve ser feito antes do primeiro contato dentário

Usando o arco facial:

O arco facial é simplesmente um dispositivo que relaciona o molde superior ao mesmo eixo no articulador que está presente no crânio. Uma gravação de arco facial é simples de executar e requer apenas um ou dois minutos de tempo de cadeira,

1. Cera amolecida é enrolada ao redor do garfo de mordida e posicionada contra os dentes superiores, as indentações na cera devem ser suficientes para estabilizar o modelo superior. A cera não deve ser penetrada no metal. Para cristas edêntulas superiores, uma placa de base estável deve ser construída e o garfo de mordida deve ser preso a uma borda de mordida na base.

   Os dentes inferiores geralmente podem ser fechados na parte inferior da cera para estabilizar o garfo de mordida. Se a estabilidade não puder ser alcançada dessa forma, o garfo de mordida deve ser segurado firmemente contra os dentes superiores pelo assistente do lado da cadeira.

Não é necessário fechar em relação cêntrica no garfo biliar. Seu propósito é apenas para orientação do molde superior.

2. Enquanto a cera no garfo de mordida está sendo resfriada pelo assistente, o arco facial é posicionado e a largura intercondilar é registrada. O arco facial é ajustado de acordo com a largura facial do paciente.
3. O garfo de mordida é reinserido e o arco facial é posicionado pelo dentista de modo que os localizadores do eixo fiquem alinhados com as marcas na pele.
4. Enquanto o dentista mantém os localizadores do eixo na posição, o assistente, sem entrar em contato com o arco facial em nenhum outro ponto, aperta o mecanismo de parafuso de fixação que trava o garfo de mordida na relação correta com o arco facial.
5. Os localizadores do eixo são afrouxados e sua relação com as marcas na pele é verificada. Ambos os localizadores devem estar na mesma configuração e devem entrar em contato levemente com a pele diretamente sobre as marcas. Se a posição estiver incorreta, o dispositivo de travamento deve ser afrouxado no garfo de mordida e o procedimento repetido. Se a relação estiver correta, a gravação é removida da boca.

Montagem com arco facial:

A largura da cabeça do paciente é registrada no arco facial, mas as distâncias intercondilares serão menores, porque os côndilos estão dentro das camadas de pele e gordura. Medir para fora do poste do côndilo no articulador compensará a espessura do tecido mole e resultará em uma distância intercondilar mais precisa. Esta dimensão é definida no articulador para que ambos os postes do côndilo estejam na mesma configuração.

Após a distância intercondilar ter sido definida, as barras do localizador do eixo são liberadas e redefinidas para o eixo no articulador. Quando o arco facial é posicionado no eixo do articulador, o modelo superior é colocado nas reentrâncias no garfo de mordida. O parafuso de suporte na frente do arco facial é abaixado para dar suporte ao molde. Embora um ponteiro infraorbital seja frequentemente usado para determinar a posição vertical do molde, é um procedimento desnecessário. Se a superfície labial dos incisivos superiores estiver alinhada com a perpendicular, a posição do molde estará em um bom relacionamento.

Um erro comum no posicionamento do modelo superior é alinhar as bordas incisais com a ranhura no pino guia incisal. Isso geralmente resulta no posicionamento do modelo muito alto no articulador. Caminhos condilares horizontais negativos são frequentemente um resultado colateral desse posicionamento do molde. A marca no pino guia deve ser ignorada.

Quando a altura do molde for determinada, ele deverá ser apoiado durante o procedimento de montagem.

Quando o modelo superior é unido ao anel de montagem no articulador, o arco facial pode ser removido. O modelo inferior é então articulado ao superior com um registro biliar de relação cêntrica. Se o pino guia incisal for alongado em uma quantidade igual à espessura do registro de mordida ihc , o arco superior do articulador ficará horizontal quando o registro de mordida for removido e os modelos estiverem em contato.

Definindo a orientação condilar horizontal:

Após os modelos serem montados em relação cêntrica, um segundo registro de mordida feito com a mandíbula projetada aproximadamente 5 mm pode ser usado para definir os caminhos horizontais do côndilo. Como as técnicas de mordida de verificação têm limitações, mas na maioria dos casos o procedimento pode ser usado com praticidade razoável se o registro de mordida protrusiva não for feito muito à frente da relação cêntrica.

Ao usar uma mordida de verificação protrusiva, ela deve ser aparada de volta para as pontas de cada cúspide superior e inferior para que o modelo de pedra fique claramente visível onde ele entra em contato com a mordida de cera. As travas cêntricas são liberadas no caminho do côndilo e o modelo superior é movido de volta para as indentações na mordida protrusiva. O caminho do côndilo agora é alterado para vários graus de inclinação até que o modelo se encaixe precisamente no registro da mordida sem separação entre a pedra e a mordida. Se houver uma separação na parte distal da mordida, a orientação é muito íngreme. Uma separação anterior entre o modelo e o registro da mordida resulta da orientação condilar sendo definida muito plana.

Definindo a orientação condilar lateral:

As mordidas de verificação feitas em cada excursão lateral podem ser usadas para definir os caminhos condilares laterais. O bloqueio central é liberado e o parafuso de bloqueio de ajuste lateral é afrouxado em cada lado. Os pinos laterais são abertos para as posições mais amplas. A mordida de verificação lateral esquerda é colocada e os modelos são posicionados nas indentações do registro de mordida. O caminho do côndilo lateral de equilíbrio em o lado direito do articulador é girado até que entre em contato com o batente central lateral no eixo. Isso é repetido para o lado oposto. A mordida de verificação protrusiva deve ser verificada novamente após o ajuste das guias laterais .

Usando registros de transferência de mordida para eliminar o procedimento de ponteiro infraorbital:

O ponteiro infraorbital fornece um método uniforme para estabelecer a posição vertical do molde superior no articulador. Uma vez que os caminhos condilares são definidos (por mordida de verificação, pantógrafo ou estereógrafo), será necessário redefini-los se o modelo superior original e todos os modelos subsequentes estiverem todos na mesma posição. À medida que um caso restaurador progride, os dentes são equilibrados, preparados e restaurados. Novos modelos são necessários em cada etapa do procedimento restaurador. O procedimento usual é montar cada novo conjunto de modelos com uma nova gravação do arco facial que também emprega um ponteiro infraorbital repetidamente definido no mesmo ponto no rosto do paciente. A localização do eixo do côndilo é frequentemente tatuada na pele para garantir a precisão dessa parte da gravação do arco facial. Embora o procedimento seja eficaz, ele requer uma perda desnecessária de tempo. Os mesmos resultados podem ser obtidos com uma etapa simples de laboratório.

Como já discutido, a posição vertical do molde superior pode ser definida levantando ou abaixando a frente do arco facial até que as superfícies labiais dos incisivos centrais estejam verticais. Alguns dentes anteriores são inclinados para dentro e alguns estão quase horizontais. Se os dentes centrais não estiverem em uma relação normal, o plano oclusal pode ser usado como um guia para posicionar o molde superior. A frente do plano oclusal deve ser definida ligeiramente mais baixa do que as costas. Isso pode parecer arbitrário, mas independentemente da posição dos moldes verticalmente, eles não perderão sua relação correta com o eixo terminal, desde que o modelo esteja posicionado no garfo de mordida e os localizadores do eixo estejam em posição no articulador. As orientações condilares não são definidas até que os moldes sejam montados e, então, essas orientações são relativas a qualquer posição vertical do molde usada.

Quando são feitas alterações na boca e novos modelos são vazados, eles podem ser montados precisamente na mesma relação que os moldes anteriores usando uma mordida de transferência. Vamos usar um exemplo para explicar o procedimento. Os modelos de diagnóstico originais foram feitos. Os procedimentos de equilíbrio são então concluídos , alterando as superfícies oclusais e novas impressões são feitas. Os novos modelos podem ser montados na mesma relação com os côndilos sem usar um novo arco facial. Uma mordida de cera simples é feita nos modelos originais em relação cêntrica no articulador. Quando a cera está no lugar, a mordida é aberta para que o guia incisal no pino seja solto para entrar em contato com a mesa guia. O molde superior é então removido e o novo molde é posicionado no registro biliar. O modelo inferior original ainda está no lugar e o pino guia ainda é alongado na mesma posição.

O novo modelo superior terá vazios contra o registro de mordida de transferência, mas ainda haverá um número amplo de paradas intocadas para que o novo modelo fique completamente estável no registro de mordida, apesar dos vazios. Ele deve ser unido nessa posição ao anel de montagem superior. Após o novo modelo superior ser montado, o guia de um caso restaurador progride, os dentes são equilibrados, preparados e restaurados. Novos modelos são necessários em cada etapa do procedimento restaurador. O procedimento usual é montar cada novo conjunto de modelos com uma nova gravação do arco facial que também emprega um ponteiro infraorbital repetidamente definido no mesmo ponto no rosto do paciente. A localização do eixo do côndilo é frequentemente tatuada na pele para garantir a precisão dessa parte da gravação do arco facial. Embora o procedimento seja eficaz, ele requer uma perda desnecessária de tempo. Os mesmos resultados podem ser obtidos com uma etapa simples de laboratório.

Como já discutido, a posição vertical do molde superior pode ser definida levantando ou abaixando a frente do arco facial até que as superfícies labiais dos incisivos centrais estejam verticais. Alguns dentes anteriores são inclinados para dentro e alguns estão quase horizontais. Se os dentes centrais não estiverem em uma relação normal, o plano oclusal pode ser usado como um guia para posicionar o molde superior. A frente do plano oclusal deve ser definida ligeiramente mais baixa do que a parte de trás. Isso pode parecer arbitrário, mas independentemente da posição dos moldes verticalmente, eles não perderão sua relação correta com o terminal eixo, desde que o modelo esteja posicionado no garfo de mordida e os localizadores do eixo estejam em posição no articulador. As orientações condilares não são definidas até que os moldes sejam montados e, então, essas orientações são relativas a qualquer posição vertical do molde usada.

Quando são feitas alterações na boca e novos modelos são vazados, eles podem ser montados precisamente na mesma relação que os moldes anteriores usando uma mordida de transferência. Vamos usar um exemplo para explicar o procedimento. Os modelos diagnósticos originais foram feitos. Os procedimentos de equilíbrio são então concluídos, alterando as superfícies oclusais e novas impressões são feitas. Os novos modelos podem ser montados na mesma relação com os côndilos sem a necessidade de um novo arco facial. Uma mordida de cera simples é feita nos modelos originais em relação cêntrica no articulador. Quando a cera está no lugar, a mordida é aberta para que o guia incisal no pino seja solto para entrar em contato com a mesa guia. O molde superior é então removido e o novo molde é posicionado no registro de mordida. O modelo inferior original ainda está no lugar e o pino guia ainda está alongado na mesma posição.

O novo modelo superior terá vazios contra o registro de mordida de transferência, mas ainda haverá um número amplo de paradas intocadas para que o novo modelo fique completamente estável no registro de mordida, apesar dos vazios. Ele deve ser unido nessa posição ao anel de montagem superior. Após o novo modelo superior ser montado, o pino guia é redefinido de volta à sua posição regular. O novo modelo inferior é então montado por meio de um novo registro de mordida de relação cêntrica feito no paciente.

Este procedimento pode ser repetido em cada nova etapa do tratamento restaurador. Como exemplo, quando os dentes posteriores inferiores são preparados, esse modelo é articulado contra o molde superior corretamente montado. Após as restaurações inferiores serem concluídas, um registro de mordida de transferência é feito no articulador com as restaurações no lugar. O pino guia é solto para entrar em contato com a mesa guia quando o registro de mordida está em posição. Após a colocação das restaurações, uma impressão inferior é feita e o novo modelo é posicionado no registro de mordida de transferência e unido ao anel de montagem inferior. O pino guia é então redefinido e o novo molde superior (que pode ser um modelo de matriz de dentes superiores preparados) é articulado contra o modelo inferior com um novo registro de mordida de relação cêntrica.

Este procedimento é simples, mas muito preciso, elimina o tempo de cadeira necessário para fazer registros repetidos do arco facial e simplifica os procedimentos de remontagem do laboratório. Funciona tão bem em instrumentação gnatológica quanto em articuladores semiajustáveis.

Filosofia de vários esquemas oclusais

Esquema Gnatológico:

Os movimentos dos côndilos nas fossas determinam a forma oclusal. É necessária instrumentação totalmente ajustável. Deve haver contatos interoclusais simultâneos de todos os dentes posteriores no CRCP, com forças direcionadas axialmente. O CRCP e o IP coincidem. O fechamento no CRCP seguido pelo aperto das mandíbulas juntas não deve resultar em nenhum deslocamento perceptível ou "deslizamento" da mandíbula.

Em qualquer movimento excursivo ou protrusivo, a orientação anterior ou canina deve separar (descluir) os dentes posteriores. Se a orientação anterior não puder ser fornecida, então a orientação deve ser colocada o mais para a frente possível. Os dentes anteriores entram em contato levemente no CRCP. As concavidades palatinas dos dentes anteriores são determinadas pela orientação condilar. O caso é encerado em um articulador totalmente ajustável e contatos cúspide-fossas-tripé são fornecidos.

Comentários:

- Devido à coincidência de CRCP e IP, este esquema é mais adequado para casos de grande razão vertical:horizontal do que para casos de grande razão horizontal:vertical.
- É necessário um articulador totalmente ajustável.
- A confiança na orientação condilar para a formação da concavidade palatina requer verificação científica. Pode fornecer uma boa indicação, mas determinantes clínicos também são necessários.
- Contatos de tripé podem ser desnecessários, principalmente para unidades com talas.
- A técnica é exigente.
- Um 'slide' do CRCP pode ocorrer novamente com o tempo. No entanto, neste estudo, é possível que casos de grande razão horizontal:vertical tenham sido incluídos e estes são mais propensos a serem instáveis do que casos de grande razão vertical:horizontal.
- A desoclusão posterior é um bom conceito mecânico, pois previne que forças horizontais não axiais sejam colocadas sobre restaurações posteriores. Isso aumenta a

forma de resistência das preparações e reduz as forças de cisalhamento nas cúspides de porcelana. Também reduz a atividade do músculo elevador.

- Múltiplos pontos de contato com relações cúspide/fossa podem melhorar a eficiência mastigatória.

NB Orientação anterior, como usada neste texto, é a influência no movimento mandibular de superfícies de contato de dentes anteriores. Não se refere à orientação produzida pelos dentes posteriores como orientação anterior. Orientação posterior é a influência no movimento mandibular de determinantes condilares.

Área de Liberdade em Centric:

Como Ramfjord escreveu em 1982: 'Isso defende uma pequena área plana de um plano horizontal entre o CRCP e o IP (longo cêntrico) e com orientação funcional oclusal levando à posição intercuspídea , em vez da posição retruída '. A distância entre o CRCP e o IP neste esquema não é crítica, mas geralmente é de aproximadamente 0,5 mm ± 0,3 mm. Dawson, em 1974, defendeu que o contato anterior ao CRCP ocorre apenas nos dentes anteriores, sem a provisão da mesa horizontal nos dentes posteriores que se tornam descluídos .

Comentários:

- Este esquema é aplicável a casos reorganizados de grandes proporções horizontal:vertical.
- Como as excursões laterais podem começar tanto no CRCP quanto no IP, a desoclusão precisa ser realizada em ambas as posições, complicando a restauração.
- Deve ser fornecida a oclusão da ponta da cúspide da fossa.
- É mais fácil fornecer contato entre a ponta da cúspide e a fossa do que com o tripé.
- A relação da ponta da cúspide com a fossa pode resultar em desgaste. Áreas de desgaste podem ocorrer entre as cúspides e as fossas, levando à perda de contatos de cúspides de suporte e possivelmente instabilidade.
- Embora defendida como uma técnica simples, a determinação cuidadosa dos movimentos mandibulares é necessária para precisão.

Yuodelis para casos de periodontite avançada:

A fundação de um periodonto saudável é enfatizada. O objetivo é o contato interoclusal simultâneo dos dentes posteriores em CRCP (geralmente coincidente com IP) com forças direcionadas axialmente. A desoclusão anterior é fornecida para excursões protrusivas e a desoclusão canina para excursões laterais. A anatomia da cúspide é organizada de modo que, se a desoclusão canina for perdida por desgaste ou movimento dentário, os dentes posteriores 'caem' na função de grupo. Restaurações temporárias diagnósticas são importantes para fornecer informações essenciais a esse esquema.

Articuladores totalmente e semi-ajustáveis são usados 'o instrumento certo para o caso em questão'. A ênfase é colocada na colocação da margem e no contorno da coroa.

Comentários:

- Esta é uma combinação sensata de técnicas disponíveis.
- Adequado principalmente para casos de grande proporção vertical:horizontal.

Nyman e Lindhe para casos de periodontite extremamente avançada:

Isto se aplica a pontes suportadas por um periodonto saudável, embora muito reduzido. Contato uniforme deve ser fornecido no IP, embora nenhuma grande ênfase seja colocada sobre o tipo de contatos. Quando o suporte distal estiver presente, a desoclusão anterior deve ser fornecida. Quando há restaurações longas em cantilever suportadas por dentes, a oclusão balanceada é fornecida, isto é, há contatos laterais simultâneos de trabalho e não trabalho no cantilever. Todas as restaurações devem ser fabricadas em articuladores semi-ajustáveis com configurações médias e há uma ênfase na colocação da margem supragengival das restaurações.

Comentários:

- Prescrição para dentes com alta mobilidade.

Pankey -Mann-Schuyler:

Uma das filosofias mais práticas para reabilitação oclusal é a justificativa ou tratamento que foi originalmente organizado em um conceito viável pelo Dr. LD Pankey . Utilizando os "Princípios de oclusão" defendidos pelo Dr. Clyde Schuyler, Dr. Pankey integrou diferentes aspectos de várias abordagens de tratamento em um plano ordenado para alcançar um resultado oclusal ideal estresse mínimo para o paciente ou para o dentista.

Desde o seu início, a filosofia tem como objetivo o cumprimento dos seguintes princípios de oclusão defendidos por Schuyler:

1. Um contato oclusal estático coordenado do número máximo de dentes quando a mandíbula está em relação cêntrica.
2. Uma orientação anterior que está em harmonia com a função na posição excêntrica lateral no lado de trabalho.
3. Desoclusão pela orientação anterior de todos os dentes posteriores em nrotrusão .
4. Divulgação de todas as inclinações não funcionais em excursões laterais
5. Função de grupo do lado de trabalho inclina-se em excursões laterais.

Muitos defensores da EPM agora variam o quinto objetivo da função do grupo lateral de trabalho para permitir mais flexibilidade na distribuição do estresse lateral.

Para atingir esses objetivos, a seguinte sequência é defendida pela filosofia PMS:

PARTE 1. Exame, diagnóstico, tratamento planejamento, prognóstico

PARTE 2. Harmonização da orientação anterior para melhor estética, função e conforto possíveis

PARTE 3. Seleção de um plano oclusal aceitável e restauração da oclusão posterior inferior em harmonia com a orientação anterior de uma maneira que não interfira na orientação condilar.

PARTE 4. Restauração da oclusão posterior superior em harmonia com a orientação anterior e a orientação condilar . A técnica de caminho gerado funcionalmente está tão intimamente ligada a esta parte da reconstrução que pode quase ser considerada parte do conceito.

As vantagens da técnica são muitas. Algumas das principais são as seguintes:

1. É possível diagnosticar e planejar o tratamento de toda a reabilitação antes mesmo de preparar um único dente.

2. É um procedimento bem organizado e lógico que progride suavemente com menos desgaste e esforço do paciente, operador e técnico.

3. Nunca há necessidade de preparar ou reconstruir mais de oito dentes de cada vez.

4. Ela divide a reabilitação em séries separadas de consultas. Não é necessário nem desejável fazer o caso inteiro de uma só vez.

5. Não há perigo de "ficar no mar" e perder a dimensão vertical atual do paciente. O operador sabe exatamente onde ele está em todos os momentos.

6. O caminho funcionalmente gerado e a relação cêntrica são tomados na superfície oclusal dos dentes a serem reconstruídos na dimensão vertical exata na qual o caso será construído.

7. Todos os contornos oclusais posteriores são programados e estão em harmonia com os movimentos da borda condilar e uma orientação anterior aperfeiçoada.

8. Não há necessidade de técnicas demoradas nem equipamentos complicados.

9. Os procedimentos laboratoriais são simples e controlados em um grau extremamente fino pelo dentista.

A filosofia Pankey -/Mann- Schuyier de reabilitação oclusal pode atender às demandas mais exigentes e sofisticadas // *o operador entende os objetivos da oclusão ideal.* E pode atingir esses objetivos com grande simplicidade e ordem de técnica. Pode ser combinada com outras técnicas e pode ser adaptada a qualquer problema oclusal. Nas seções a seguir, as etapas do procedimento na restauração da oclusão usando a filosofia PMS foram discutidas.

Etapas processuais na restauração da oclusão

Restaurar dentes posteriores antes que a orientação anterior seja finalizada é um exemplo de erro comum de sequência.

Duas das melhores regras a serem seguidas para evitar problemas com procedimentos restauradores são:

1. Nunca inicie nenhum procedimento restaurador a menos que todos os procedimentos a seguir sejam descritos com antecedência e devidamente relacionados entre si na sequência correta.
2. Nunca inicie nenhum procedimento restaurador a menos que o resultado final seja perfeitamente visualizado e compreendido.

Preparação preliminar da boca:

1. Boca instruções de higiene devem ser dadas
2. O controle da cárie deve ser alcançado
3. periodontal deve ser concluída.
4. O movimento dentário menor deve ser completo. A estabilização da oclusão após quaisquer procedimentos ortodônticos deve ter ocorrido. Quando os dentes foram movidos, deve-se dar bastante cal para reorganização das fibras periodontais e suporte ósseo antes que as impressões finais sejam feitas para restaurações.
5. Extrações necessárias devem ser feitas e os tecidos cicatrizados antes da colocação permanente de próteses fixas.
6. A equilibração deve ser concluída antes da preparação dos dentes. As articulações temporomandibulares devem estar confortáveis antes de finalizar qualquer tratamento restaurador.

Orientação Anterior

Talvez o teste mais sofisticado da habilidade de um dentista restaurador seja o quão felizes seus pacientes ficam quando os dentes anteriores são restaurados. O relacionamento correto dos dentes anteriores superiores e inferiores é tão crítico que diferenças de um milímetro ou menos na posição da borda incisal podem parecer grotescas para um paciente.

Mudanças radicais no suporte labial, posição da borda incisal e contornos linguais podem mudar mais do que a aparência natural do paciente. Junto com o desconforto e a aparência de artificialidade, dentes anteriores restaurados de forma inadequada podem contribuir para a destruição de toda a dentição.

Etapas para harmonizar a orientação anterior:

Passos preliminares:

1. Quando indicado, os dentes anteriores inferiores devem ser remodelados ou restaurados primeiro.
2. Todo contato oclusal posterior deve ser eliminado {se a reconstrução oclusal posterior for indicada). Quando as superfícies oclusais dos dentes posteriores devem ser restauradas, é vantajoso prepará-las antes de harmonizar a orientação anterior. Tirar os dentes posteriores do contato elimina sua influência proprioceptiva e torna mais simples registrar as inclinações da relação cêntrica nos dentes anteriores. Os movimentos de borda funcional são harmonizados com mais facilidade e precisão, pois não há influências restritivas da propriocepção posterior.

Os quatro passos para a harmonia:

Etapa 1: Estabelecer paradas de relação cêntrica coordenada em todos os tceth anteriores :

O dentista deve manipular a mandíbula e guiá-la para um fechamento do eixo terminal, marcando com uma fina fita de marcação de seda e ajustando até que cada incisivo da camada faça uma marca definitiva. Na maioria das bocas, é necessário um ajuste mínimo para estabelecer bons stops centrais.

Alguns dos problemas comuns enfrentados nesta etapa são os seguintes. Desvio do primeiro contato central para uma posição mais fechada: Todas as interferências devem ser eliminadas para que a mandíbula possa fechar todo o contato até o fechamento máximo sem qualquer desvio. Este é o problema mais comum e o mais fácil de resolver. Nenhum contato em alguns dentes após o desvio é eliminado: Este é o paciente que tem degraus cêntricos sólidos, mas não em todos os dentes. O que fazemos com os dentes que não estão em contato? Temos três escolhas.

1. Podemos fechar a vertical desgastando os batentes centrais até que todos os dentes entrem em contato. Isso pode parecer duro, mas um leve fechamento da vertical não faz mal. Em dentes com perda óssea grave, pode ter uma vantagem ao melhorar a proporção coroa-raiz. Mesmo com dentes firmes, um leve fechamento para obter contato é geralmente melhor do que ter que restaurar os dentes para contato.

2. Podemos construir dentes para que entrem em contato, mas muitas vezes é necessário fazer restaurações temporárias para construir os contornos linguais em contato.

3. Nós podemos fazer nada. Às vezes, nada é o que deveríamos fazer. Dentes anteriores que não estão em contato, mas que são estáveis por causa de um contato substituto, como a posição dos lábios ou da língua, às vezes são melhores deixados como estão. Precisamos apenas ter certeza de que eles estão estáveis sem contato com os dentes antes de selecionar para sair eles que são estáveis sem contato dentário por optar por deixá-los dessa forma. Se dentes sem contato precisam ser restaurados e se podemos estabelecer paradas cêntricas suficientes de outros dentes para programar, a mesa guia personalizada, não precisamos nos preocupar com contatos ausentes . restaurações podem ser corrigidas no articulador.

Dentes anteriores ausentes : Esse problema é resolvido fazendo uma ponte anterior temporária a partir de modelos articulados e, então, finalizando todos os contornos na ponte temporária na boca. A estética correta pode ser estabelecida junto com os contornos linguais corretos.

Problemas de relacionamento do arco que não permitem contato cêntrico em todos os dentes: Como regra geral, devemos determinar quais dentes devem entrar em contato em relação cêntrica antes de prosseguir para a próxima etapa. Se os dentes anteriores inferiores precisarem ser movidos ou remodelados, sua posição e contornos devem ser corrigidos antes de prosseguir com a finalização da orientação anterior.

Hábitos que impedem o contato dos dentes anteriores: Antes que qualquer dente sem contato seja colocado em contato, precisamos ter certeza de que ele não está sendo mantido fora de contato por um hábito inquebrável. Muitos hábitos de morder os lábios na verdade resultam de tentativas inconscientes de amortecer os dentes de contatos interferentes. Esses hábitos geralmente desaparecem quando a oclusão é corrigida. Procedimentos de equilíbrio devem ser realizados para produzir o máximo de estabilidade possível antes da preparação. Quaisquer dentes anteriores que poderiam se tocar, mas não o fazem, devem ser avaliados cuidadosamente antes de serem colocados em contato.

Contornando os batentes centrais: É necessário que toda a borda incisal dos incisivos inferiores entre em contato em relação cêntrica. Isso geralmente produz uma saliência muito grande nos dentes superiores. Se os contornos superiores forem arredondados, o contato apenas com a porção labial da borda incisal é suficiente. O formato dos contatos superiores deve direcionar as forças o mais próximo possível do eixo longo, mas os contatos em leves inclinações não são tão estressantes quanto podem parecer porque o vetor labial de força é neutralizado pela pressão interna dos lábios. O suporte posterior que é harmonizado com os batentes anteriores também minimizará o estresse potencial.

Quando todos os batentes centrais tiverem sido refinados, cada dente deve ser verificado digitalmente para garantir que não esteja sendo movido pelo fechamento central.

Etapa 2: Estenda os pontos centrais para frente na mesma vertical para incluir um fechamento leve da posição de repouso postural:

É quando determinamos quanto tempo de centricidade o paciente requer. Após as paradas centricas terem sido estabelecidas pela manipulação da mandíbula no fechamento do eixo terminal, o paciente deve sentar-se em uma posição postural. O apoio de cabeça é removido e o paciente é instruído a bater levemente com os lábios relaxados. Uma fita de seda vermelha é inserida entre os dentes e a batida é repetida. A boca deve ser mantida aberta enquanto o paciente retorna à posição supina e um fechamento centrico manipulado em uma fita de marcação mais escura é feito (verde ou azul funcionam bem). Se as marcas vermelhas se estenderem para inclinações à frente das marcas centricas, as paradas centricas devem ser estendidas na mesma vertical para que os dentes possam ser fechados em relação centrica ou ligeiramente à frente dela sem esbarrar em inclinações. A quantidade de liberdade da relação centrica necessária raramente excede 0,5 mm. Independentemente da quantidade necessária, ela pode ser determinada com bastante precisão seguindo este procedimento.

A extensão dos centric stops é realizada com pedra de carborundum de cone invertido afiado . Deve-se tomar cuidado para não tocar nos centric stops em si. Os resultados devem ser verificados digitalmente para garantir que nenhum dente seja sacudido quando o paciente bate.

Etapa 3: Estabelecer a função do grupo em protrusão reta:

Antes que os caminhos protrusivos possam ser estabelecidos, a localização precisa de cada borda incisal deve ser determinada. Para simplificar agora, assumiremos que todos os aspectos do suporte labial, fonética e estética que ditam a posição da borda incisal estão corretos. Se assim for, tudo o que precisamos fazer é moer seletivamente das paradas cêntricas e "longas cêntricas" para a frente até as bordas incisais. Na maioria dos casos, os quatro incisivos entram diretamente na função de grupo, pois as interferências individuais dos dentes são reduzidas. Todas as reduções devem ser feitas nos dentes superiores. As interferências são marcadas deslizando para a frente na fita de marcação do cêntrico para ponta a ponta. Se um dente marca sozinho, a área marcada é moída oca até que o segundo dente compartilhe a carga e assim por diante até que todos os quatro incisivos tenham contato contínuo para a frente.

Na conclusão do movimento protrusivo, as bordas incisais dos incisivos centrais inferiores devem encontrar as bordas incisais dos centrais superiores. Se os incisivos laterais também puderem se encontrar de ponta a ponta, tanto melhor, mas nem sempre é possível sem arruinar a estética.

Etapa 4: Estabelecer distribuição ideal de estresse anterior em excursões laterais:

Isto é errado pensar que toda boca deve ter função de grupo anterior em excursões laterais. É uma falácia tão grande quanto dar proteção de cúspide a cada boca. No entanto, se a cúspide estiver mostrando sinais de hipermobilidade , desgaste acelerado ou perda de suporte periodontal, tanto o estresse quanto o desgaste podem ser diminuídos trazendo-a para a função de grupo com outros dentes anteriores. Embora seja frequentemente vantajoso mudar uma oclusão protegida por cúspide para função de grupo anterior, parece não haver nenhuma razão sólida para mudar a função de grupo anterior para proteção de cúspide.

O procedimento para personalizar a orientação lateral anterior começa com o fechamento da mandíbula em contato central. Com a ajuda firme do operador, o paciente é solicitado a deslizar sua mandíbula lateralmente e qualquer movimento de qualquer dente é anotado. A excursão é repetida com a fita de marcação interposta entre os dentes e os contatos laterais marcados seletivamente moídos até que haja contato contínuo do centro para a borda incisal do canino superior.

Para reduzir o estresse lateral em qualquer dente ou dentes, as superfícies de contato devem ser achatadas a partir do contato central lateralmente. No entanto, não é necessário estender a superfície plana por todo o caminho através dos dentes. O canino é o dente-chave nas excursões laterais e, à medida que a mandíbula se move lateralmente em um plano bastante plano, os dentes na frente do canino começam a compartilhar mais da carga. Isso permite que as inclinações linguais laterais sejam gradualmente inclinadas, formando um caminho côncavo. A excursão descendente do côndilo de equilíbrio também contribui para uma tendência para um movimento natural de abertura à medida que a mandíbula se move lateralmente para formar um caminho côncavo para cima e para baixo dos dentes frontais inferiores.

Para melhor estética, inclinações salientes são quase sempre mais íngremes que inclinações laterais.

Uma vez que o dentista e o paciente tenham aceitado a relação anterior como correta, estamos prontos para capturar essa relação para que ela não possa ser perdida. Devemos duplicá-la cuidadosamente.

Há várias maneiras de fazer isso. Fazer uma mesa guia anterior personalizada é um método mais eficaz, porém simples, de transferir as vias de orientação para um instrumento. Pode ser usado com qualquer instrumento que tenha uma mesa guia anterior.

Mesa guia anterior personalizada:

A mesa guia anterior personalizada só é necessária quando os dentes anteriores estão sendo restaurados. Se os dentes anteriores não estiverem sendo restaurados, os próprios dentes (nos modelos) agem para guiar a extremidade frontal do articulador quando os dentes posteriores estão sendo fabricados.

Se tanto os dentes anteriores quanto os posteriores forem completamente fabricados em um articulador totalmente ajustável, todas as guias condilares devem ser definidas antes de fazer a mesa guia personalizada.

Se os movimentos de borda dos dentes posteriores forem registrados diretamente por meio de técnicas de caminho funcionalmente geradas, não há necessidade de duplicar precisamente os caminhos condilares no instrumento. O resultado dos caminhos condilares será capturado tridimensionalmente pela técnica de caminho funcionalmente gerada no local dos próprios dentes.

Se a técnica de caminho funcionalmente gerado para fabricação posterior dos dentes posteriores for escolhida, os caminhos do côndilo podem ser definidos no articulador arbitrariamente. Uma abordagem prática é definir o caminho horizontal em 20 graus e a configuração lateral em 30 graus. As configurações condilares não podem ser alteradas após a mesa guia anterior personalizada ser fabricada.

Método de fabricação:

1. Após a orientação anterior ter sido finalizada na boca, são feitas impressões superiores e inferiores.

2. Usando indentações no registro de mordida somente dos dentes posteriores, um registro de mordida cêntrica é obtido. Se os dentes posteriores foram preparados, o registro de mordida cêntrica pode ser obtido na dimensão vertical correta com os dentes da frente se tocando.

3. Após o registro de mordida cêntrica e a impressão dos dentes anteriores harmonizados serem concluídos, a preparação dos dentes anteriores é iniciada. O modelo dos dentes anteriores preparados deve se encaixar no mesmo registro de mordida feito antes da conclusão das preparações anteriores. Isso fará com que o modelo de os dentes anteriores harmonizados e o modelo dos dentes anteriores preparados intercambiáveis no articulador.

4. Com o modelo dos dentes anteriores harmonizados no lugar, a mesa guia anterior é achatada a 0 graus e o pino guia especial é elevado cerca de 1 mm.

5. Acrílico especial com terra dialomácea adicionada é misturado e colocado na mesa guia e o articulador é fechado. Quando os dentes anteriores estão em contato central, o pino guia deve recuar cerca de 3 mm no acrílico pastoso. Os dentes no modelo superior devem então ser deslizados sobre os anteriores inferiores da relação central através de excursões protrusivas e laterais. À medida que a frente do modelo superior é guiada através de todas as excursões de lateral reta para protrusiva reta, o pino guia forma seus próprios caminhos no acrílico na mesa guia. O acrílico é então deixado endurecer.

Uma mesa guia personalizada formada dessa maneira está em harmonia precisa com as inclinações linguais de orientação dos dentes anteriores superiores. Enquanto os caminhos condilares não forem alterados, o pino guia anterior, deslizando nas inclinações de orientação personalizadas, produzirá os mesmos movimentos do arco superior do articulador, esteja o modelo sobre ele ou não. Se o modelo dos dentes anteriores preparados for montado exatamente na mesma posição que o modelo dos dentes harmonizados, seus caminhos serão idênticos. Isso é, naturalmente, realizado usando o mesmo registro de mordida central para montar ambos os modelos.

Quando a mesa guia personalizada estiver concluída, sua precisão deve ser verificada, certificando-se de que, durante as excursões, os dentes superiores mantenham contato com os dentes inferiores e que o pino mantenha contato com a mesa guia.

Restauração de dentes anteriores inferiores

Ao planejar a correção restauradora de qualquer problema oclusal, o primeiro segmento a ser completado deve ser o dos dentes interiores inferiores. Até que a localização precisa e as formas das bordas incisais inferiores sejam definidas, não há maneira prática de trabalhar os contornos linguais dos dentes anteriores superiores.

A primeira consideração na restauração de dentes anteriores inferiores deve ser determinar a localização correta das bordas incisais. Enquanto isso seria idealmente decidido com base em fornecer o contato cêntrico mais estável com os dentes anteriores superiores.

É uma suposição bastante segura que os problemas são mínimos se os dentes anteriores inferiores puderem ser feitos para entrar em contato em relação cêntrica na dimensão vertical correta. É ideal se o contato for no cíngulo dos dentes anteriores superiores, mas o contato em qualquer parte da superfície lingual superior pode geralmente ser adaptado aos requisitos de boa função. Mesmo uma relação de ponta a ponta pode ser tornada funcional e estável com pequenas alterações. Moldar a borda incisal inferior ligeiramente para trás pode ser tudo o que é necessário para fornecer um caminho protrusivo contra os dentes anteriores superiores.

Mesmo um curto caminho horizontal dos dentes incisivos inferiores contra as bordas incisais superiores é suficiente para descluir os dentes posteriores em protrusão se o plano oclusal estiver correto. Uma orientação anterior lateral plana pode descluir o lado de equilíbrio devido ao movimento descendente do côndilo orbital, se os ângulos cúspide-fossas forem coordenados.

Às vezes, uma guia anterior muito íngreme pode ser achatada encurtando os dentes anteriores inferiores e restaurando as superfícies linguais dos dentes superiores. O cíngulo é trazido para baixo em contato com os dentes anteriores inferiores encurtados, tornando o ângulo mais plano entre o contato central e a borda incisal superior.

Quaisquer modificações dessa natureza devem sempre ser trabalhadas em modelos montados e as alterações duplicadas na restauração temporária superior para refinamento na boca e teste pelo paciente.

Dentes anteriores inferiores apinhados apresentam uma variedade de problemas que podem ser resolvidos de várias maneiras. A primeira determinação a ser feita é se o apinhamento é realmente um problema. Não é um problema oclusal se os dentes são estáveis e laváveis e podem funcionar sem interferência nas excursões. Pode ser um problema estético se o apinhamento for muito perceptível. No entanto, uma ligeira irregularidade dos incisivos inferiores geralmente não é a deficiência estética que alguns pacientes podem pensar. Na maioria das vezes, é melhor manter a condição ligeiramente apinhada que seria para fazer procedimentos restauradores desnecessários.

Se dentes anteriores **inferiores apinhados** precisarem ser restaurados por qualquer motivo, pequenos movimentos dentários podem ser simplificados ao combiná-los com procedimentos restauradores.

Após a correção do alinhamento, uma restauração temporária pode ser usada como um retentor estético e muito eficaz por algumas semanas, enquanto o osso e as fibras periodontais se reorganizam ao redor dos dentes movidos.

A combinação de pequenos movimentos dentários com a preparação restauradora dos dentes anteriores inferiores possibilita uma infinidade de abordagens simplificadas e práticas para resolver problemas de irregularidade ou apinhamento.

Incisivos inferiores que estão travados lingualmente por uma inclinação íngreme podem frequentemente ser movidos para frente pela pressão da língua se o contorno lingual superior for moldado para aceitá-lo. Um único incisivo inferior que irrompeu em uma inclinação tão íngreme em impacto de tecido mole pode ser corrigido encurtando-o de volta ao comprimento dos outros incisivos inferiores e, em seguida, fornecendo um batente côncavo no dente superior que permitirá que o incisivo inferior se mova para frente.

Um incisivo inferior que tenha supraerupcionado acima da linha da borda incisal dos outros incisivos nunca deve ser encurtado de volta ao alinhamento correto, a menos que um batente central seja fornecido para ele. Se um batente central não puder ser fornecido, o dente deve ser imobilizado em outro dente que tenha um batente central. Caso contrário, o dente encurtado irá irromper de volta para onde estava.

Dentes anteriores inferiores separados constituem outro "problema" que deve ser deixado como está, com muita frequência. A separação em si não é um problema oclusal se os dentes forem estáveis, sustentáveis e esteticamente aceitáveis. Se os espaços devem ser fechados para estética ou estabilização, as correções devem ser feitas primeiro por enceramento contra o modelo de estudo.

Se o espaço entre os dentes anteriores inferiores for muito grande para ser alargado de forma aceitável, pode ser necessário mover os dentes juntos ortodonticamente e adicionar um quinto incisivo. O incisivo extra não apresenta problemas estéticos e dificilmente é perceptível mesmo com observação atenta.

Dentes anteriores inferiores desgastados podem apresentar alguns problemas difíceis de resolver se o desgaste encurtou os dentes a um grau extremo. A tendência usual é assumir que a dimensão vertical foi perdida e o tratamento é meramente uma questão de alongar os dentes de volta ao seu comprimento original para "restaurar a dimensão vertical perdida". Esta é uma suposição perigosa, tal tratamento é claramente contraindicado. À medida que os dentes se desgastam, eles irrompem, levando o processo alveolar com eles,

Frequentemente, a causa do desgaste anterior é uma interferência posterior que desvia a mandíbula para frente em uma posição adquirida que causa maior estresse e desgaste nos dentes da frente. Se a interferência for eliminada, ela frequentemente permite que o paciente feche em um arco mais retruído para a mesma dimensão vertical, com amplo espaço fornecido horizontalmente entre os incisivos superiores e inferiores. Os dentes anteriores inferiores podem então ser alongados para recuperar o contato central e restaurar as bordas incisais desgastadas.

Se a cobertura total for indicada, deve ser uma capa de porcelana ou uma faceta de porcelana. Usar acrílico em dentes anteriores inferiores é absolutamente contraindicado. O formato e a posição das bordas incisais são essenciais para a orientação anterior e, uma vez estabelecidas com precisão, devem ser mantidas com a mesma precisão.

Nem todos os dentes anteriores inferiores desgastados precisam ser restaurados. Mesmo que o desgaste tenha penetrado na dentina, pode ser possível manter as bordas incisais sem restauração. Os incisivos inferiores fazem contato em seu ângulo de linha labioincisal . Mesmo com bordas desgastadas, o contato ainda estará no esmalte.

Se a dentina for escavada, o esmalte ao redor dela está intacto, a restauração da área escavada com um dos materiais de resina dura preenchida é, às vezes, uma escolha lógica de tratamento. É conservador, a estética é boa e não impede o uso posterior de cobertura total, se for necessário.

A hipermobilidade dos dentes anteriores inferiores frequentemente resulta de estresse oclusal. A correção oclusal frequentemente produz resultados surpreendentes na eliminação completa da hipermobilidade.

Qualquer hipermobilidade deve ser tratada como uma situação não saudável e todas as etapas necessárias devem ser tomadas para corrigi-la. Se os padrões de mobilidade não puderem ser controlados pela terapia oclusal e periodontal combinada, a tala pode ser considerada.

Os incisivos inferiores podem ser mantidos com um grau maior de mobilidade do que outros dentes. Se procedimentos restauradores forem necessários nos incisivos inferiores por outras razões e padrões de hipermobilidade estiverem presentes, seria prático prosseguir e imobilizar as restaurações em vez de ter que destruí-las mais tarde, se a necessidade de imobilização fosse determinada.

Incisivos inferiores com perda óssea extrema não devem ser esplintados, a menos que ofereçam suporte a outros dentes. É mais prático substituir os incisivos inferiores por uma ponte fixa do que esplintá-los se os dentes esplintados apresentarem problemas de manutenção e não oferecerem vantagens ao plano de tratamento.

A substituição de dentes anteriores inferiores ausentes requer o mesmo pré-planejamento que outros problemas anteriores. Os dentes devem ser configurados ou encerados tentativamente em modelos montados para que as bordas incisais estejam na melhor relação para contato central estável.

Considerações estéticas:

As bordas incisais dos dentes anteriores inferiores devem formar uma linha horizontal que seja reta ou ligeiramente curvada para cima no meio. Independentemente da inclinação ou formato da crista, a linha das bordas incisais deve ser horizontal para a melhor aparência. Uma linha de borda incisal que se curva para baixo no meio é muito antiestética e não é compatível funcionalmente com dentes anteriores superiores orientados corretamente.

Não é difícil decidir quão altas as bordas incisais devem ser. Os dentes anteriores normalmente formam uma curva levemente convexa que continua suavemente na curva côncava de Spee . Simplesmente anotar a altura das pontas das cúspides posteriores e relacioná-las aos dentes anteriores é um julgamento clínico bastante descomplicado.

A posição labiolingual das bordas incisais também é muito limitada em sua flexibilidade. A direção das tensões deve permanecer o mais próximo possível dos eixos longos, e os dentes devem permanecer dentro dos limites muito estreitos da crista alveolar, então o posicionamento labiolingual é geralmente bem definido.

Restauração de dentes anteriores superiores

Nenhum técnico, incluindo o dentista que preparou os dentes, pode moldar restaurações anteriores de forma consistente e precisa, a menos que receba as informações necessárias.

Para restaurar com sucesso os dentes anteriores superiores, a exatidão das seguintes informações deve ser verificada na boca e transferida com precisão para a bancada do laboratório.

Suporte labial correto: A tensão ou flacidez do lábio superior desempenha um papel importante no posicionamento dos dentes anteriores superiores. Ele desempenha um papel igualmente importante na manutenção dessa posição. Dentes que não estão em harmonia com o lábio não são apenas instáveis, eles são geralmente desconfortáveis e antiestéticos .

Posição precisa da borda incisal : A localização das bordas incisais estabelece o comprimento correto de cada dente. Em combinação com o suporte labial correto, a posição labiolingual das bordas incisais determina o passo de cada dente anterior superior. Este é um fator extremamente importante para duplicar com precisão. Ele desempenha o papel dominante na estética e é um determinante crítico da função ideal.

Contornos labiais: Alguns dentes anteriores são em forma de leque, alguns convexos. Alguns são quadrados, alguns em forma de leque, alguns têm contornos distintos que dão ao sorriso do paciente sua individualidade particular. Boas características devem ser fielmente preservadas e antiestéticas características devem ser corrigidas. Posição e contornos de áreas de contato exigem atenção cuidadosa aos detalhes e nunca devem ser determinados por palpites.

Contornos linguais: A orientação anterior não pode ser finalizada até que as posições precisas da borda incisal tenham sido localizadas porque os contornos linguais são determinados a partir da relação cêntrica com as posições da borda incisal. A avaliação dos contornos linguais é a última etapa antes da preparação.

Consideração estética:

Estética e função andam de mãos dadas. Quanto melhor a estética, melhor a função provavelmente será e vice-versa. O melhor resultado estético é uma aparência natural. Por outro lado, atenção especial para atingir a função ideal quase automaticamente posiciona e molda os dentes na melhor relação com os lábios e os músculos da expressão facial. Assim como a fonética, as considerações estéticas são, na verdade, um determinante útil para estabelecer a relação dos dentes anteriores.

Considerações fonéticas:

A relação dos dentes anteriores superiores com os dentes anteriores inferiores, os lábios e a língua tem um efeito considerável na fonética. As relações espaciais usadas para formar certos sons são o resultado de padrões de memória muscular de longa data. Apesar da adaptabilidade do paciente à mudança, uma boa regra a seguir é: a menos que haja uma necessidade específica de mudar a posição da borda incisal, ela deve ser meticulosamente duplicada em restaurações anteriores.

Sempre que qualquer mudança grosseira da relação anterior for realizada, o contorno e o posicionamento dos dentes devem ser avaliados de um ponto de vista fonético. Frequentemente, pequenas mudanças fazem grandes diferenças.

Qualquer decisão de mudar a posição da borda incisal deve ser considerada uma decisão importante. Embora necessária em muitos casos, nunca deve ser feita sem plena consciência dos efeitos resultantes da mudança.

Alterar a posição da borda incisal afeta o seguinte:

Fonética: As bordas incisais dos dentes anteriores superiores devem tocar levemente o vermelhão borda do lábio inferior ao fazer sons *V* e V. Qualquer mudança na posição da borda incisal altera a relação espacial dos dentes com o lábio. Essas relações espaciais são tão consistentes que podem ser usadas como auxílio para determinar a posição da borda incisal quando ela foi perdida ou destruída.

Suporte labial: Se a posição da borda incisal for movida para vestibular ou lingual, o suporte labial é alterado. Claro que muitas vezes tais alterações são uma melhoria, mas o suporte labial é alterado, deve ser consistente com o próprio lábio. Se os dentes forem movidos muito para vestibular, a pressão do lábio tentará movê-los para trás. O lábio inferior ficará pendurado sob as bordas incisais e ampliará a mudança.

Por uma questão de conforto, fonética e estabilidade, qualquer alteração da borda incisal em direção à labial deve ser feita somente após uma determinação cuidadosa de que é realmente necessária.

Mover a borda incisal em direção à lingual frequentemente melhora tanto a aparência quanto a função, mas se feito de forma descuidada ou desnecessária, pode ser desastroso.

Linha do sorriso: Pequenas alterações na posição da borda incisal podem mudar completamente a aparência de uma pessoa.

É essencial para o sucesso de cada caso de restauração anterior que a posição da borda incisal seja determinada com precisão e duplicada com exatidão.

Ângulos de orientação anterior: Como os movimentos funcionais na parte frontal da boca ocorrem entre o contato central e a posição da borda incisal dos anteriores superiores , encurtar os dentes ou mover as bordas incisais para vestibular teria o efeito de achatar o ângulo de orientação anterior. Alongar os dentes ou mover as bordas incisais para lingual tem o efeito de inclinar o ângulo.

Quando há overjet suficiente, é possível alongar os dentes anteriores superiores e compensar com contornos linguais côncavos.

Quando há overjet mínimo, muitas vezes não é possível alongar os dentes anteriores superiores sem inclinar o ângulo de orientação anterior. Se um ângulo de orientação do dormente não for compatível com a função, as bordas incisais superiores terão que ser movidas labialmente à medida que os dentes são alongados. Quando dentes anteriores mais longos são desejados, tais mudanças devem definitivamente ser efetuadas nas restaurações temporárias primeiro para avaliar os resultados antes que as restaurações permanentes sejam concluídas.

O Plano de Oclusão

O plano de oclusão se refere a uma superfície imaginária que teoricamente toca as bordas incisais dos incisivos e as pontas das superfícies oclusais dos dentes posteriores. Em vez de superfície plana, o plano de oclusão na verdade representa a curvatura média da superfície oclusal.

Existem dois requisitos básicos para um plano de oclusão adequado:

1. Deve permitir que a guia anterior faça seu trabalho de exclusão dos dentes posteriores quando a mandíbula está projetada.

2. Deve permitir a desoclusão de todos os dentes do lado de equilíbrio quando a mandíbula é movida lateralmente.

É possível que um plano oclusal seja plano e ainda preencha os requisitos básicos, mas se a eficiência ótima na função for o objetivo, o plano oclusal geralmente terá curvaturas. Uma melhor estética também depende, na maioria dos casos, das curvaturas do plano oclusal, sendo o plano perfeitamente plano de oclusão frequentemente o epítome da artificialidade. Um plano oclusal plano pode até ser prejudicial, pois pode realmente criar relações coroa-raiz estressantes quando a curvatura do osso alveolar de suporte não é correspondida em um grau razoável com a curvatura do plano oclusal.

Se as razões para fazer cada curva no plano oclusal forem compreendidas, isso será torna-se evidente que há vários métodos que podem ser usados efetivamente para estabelecer um plano oclusal adequado para qualquer paciente. Cada curvatura é determinada pelos efeitos que deve produzir.

As curvaturas dos dentes anteriores são determinadas pelo estabelecimento da "linha do sorriso" esteticamente correta e sua relação com a fonética e os aspectos funcionais da orientação anterior.

As curvaturas do plano posterior de oclusão são divididas em (I) uma curva anteroposterior, chamada de "curva de Spee " e (2) uma curva mediolateral, chamada de "curva de Wilson". Juntas, a composição da curva de Wilson, a curva de Spec e a curva das bordas incisais são apropriadamente chamadas de curva de oclusão. O uso popular combina tanto a curva de oclusão quanto sua relação com o crânio no plano de oclusão.

Curva de velocidade :

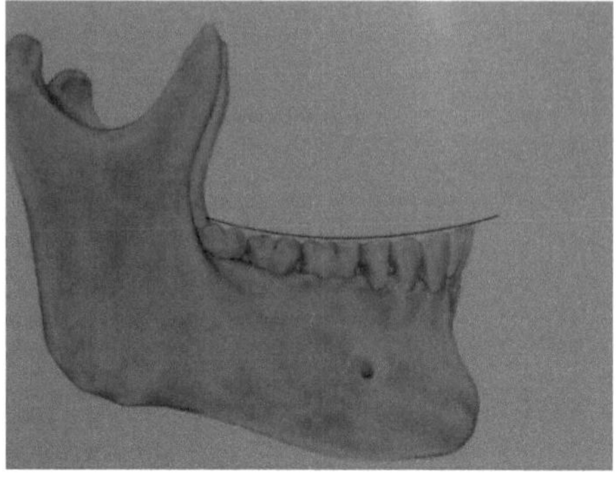

A curva de Spee se refere à curvatura anteropostcrior das superfícies oclusais, começando na ponta do canino inferior e seguindo as pontas das cúspides vestibulares dos pré-molares e molares e continuando até a borda anterior do ramo. A importância desse aspecto de um plano correto de oclusão é mais facilmente compreendida se observarmos quais problemas ocorrem com variações de uma curva incorreta de Spec. *Curva de Spee também alto em posterior:* Esta é a desarmonia mais comum do plano oclusal. Pode ser extremamente prejudicial aos tecidos de suporte dos dentes posteriores porque força os dentes mais posteriores a suportar todo o estresse imposto a eles pela musculatura quando a mandíbula é projetada.

Plano oclusal irregular causado por dentes posteriores perdidos, mas não substituídos: O resultado é um arco colapsado que não permite excursões protrusivas ou laterais sem interferir nos dentes alongados ou arado. O efeito é o mesmo de uma curva de Spee muito alta posteriormente. A mandíbula protuberante direciona as tensões para os dentes menos capazes de resistir a elas.

Quando um molar superior supraerupcionou em um espaço vago entre dois dentes posteriores inferiores, o dente superior deve ser encurtado para permitir a protrusão da mandíbula sem contato posterior. Isso deve ser feito mesmo se exigir a desvitalização do dente alongado. O mesmo é verdade se um dente posterior inferior tiver se alongado em um espaço acima.

Se o dente terminal superior irrompeu distalmente ao dente inferior mais posterior, isso não representa um problema, mesmo que não esteja de acordo com a imagem de um plano oclusal "ideal".

Curva de Spee muito baixo posteriormente: Deixar a extremidade distal do plano oclusal muito baixa não apresenta grandes problemas, pois não pode interferir nos requisitos básicos da desoclusão lateral protrusiva e de equilíbrio . No entanto, se for exagerado, pode criar um resultado estético ruim, pode causar estresse excessivo nos dentes superiores ao exigir uma relação coroa-raiz desfavorável e pode reduzir a função em algumas bocas ao causar muita separação dos dentes posteriores em protrusão. *Curva de Spee muito alta ou baixa na frente:* se os pré-molares inferiores estiverem mais altos do que os caninos, eles podem interferir na orientação protrusiva anterior ao colidir com os caninos superiores. Se os pré-molares inferiores estiverem consideravelmente mais baixos do que os dentes anteriores, o resultado é muito ruim esteticamente.

Curva de Wilson:

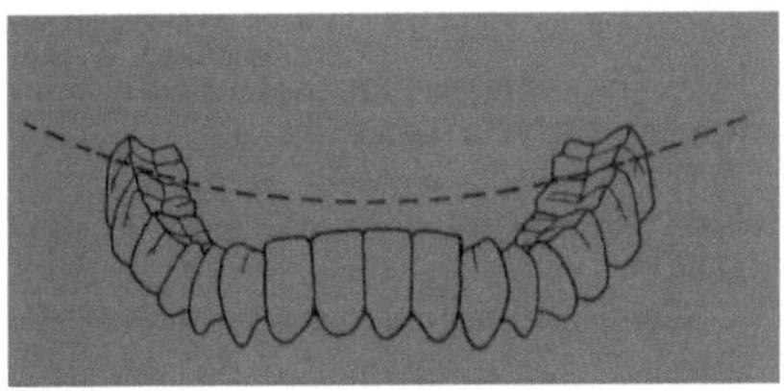

Como os dentes posteriores superiores normalmente se inclinam para fora e os dentes posteriores inferiores são inclinados para dentro em direção à língua, uma linha imaginária desenhada mediolateralmente para tocar as pontas das cúspides de dentes semelhantes em cada lado do arco inferior geralmente seria côncava. Esse aspecto do plano oclusal é chamado de curva de Wilson.

Quando a mandíbula se move em direção ao lado de trabalho com tal orientação anterior plana, o côndilo rotativo e translacional permite que os dentes posteriores naquele lado se movam quase horizontalmente em direção à verificação. A cúspide lingual inferior deve ser abaixada para evitar que interfira com a cúspide lingual superior.

No lado do equilíbrio, o côndilo orbital se move para baixo à medida que se move para frente e permite o movimento lateral sem interferência nas cúspides linguais superiores. O resultado no arco inferior são cúspides bucais que são mais altas do que as cúspides linguais e, consequentemente, uma curva côncava de Wilson.

Existem duas maneiras de mudar efetivamente a curva de Wilson. A primeira maneira é mudar o ângulo de orientação lateral anterior. Quanto mais íngreme o ângulo de orientação lateral anterior, mais altas as cúspides linguais inferiores podem estar no lado oposto. Alguém pode se perguntar por que nos preocupamos com a altura dessas cúspides linguais inferiores se elas não servem nem como um contato de retenção nem como uma inclinação funcional, mas elas agem como pinças úteis de alimentos grossos ou fibrosos e, consequentemente, servem a um propósito útil, embora nunca precisem estar em contato real.

A segunda maneira pela qual podemos mudar a curva de Wilson é mudando o comprimento das cúspides linguais superiores. Ao encurtar as cúspides linguais superiores e achatar os ângulos cúspide-fossae, podemos realmente fazer uma curva plana de Wilson. Tal oclusão ainda pode funcionar sem interferência e sem perder as cúspides linguais superiores como contatos de retenção cêntrica. Tudo o que seria perdido é o efeito máximo de preensão que acompanha a aproximação das cúspides em excursões.

Estabelecendo o plano de oclusão:

Existem três métodos práticos para estabelecer um plano de oclusão aceitável:

1) Análise em dente natural através de desgaste seletivo

2) Análise em modelos com instrumentação totalmente ajustável

3) Utilização dos métodos de Pankey -Mann-Schuyler de análise do plano oclusal

Análise por meio de moagem seletiva: Se for possível eliminar interferências excursivas sem perder contatos de retenção cêntricos estáveis, o plano de oclusão é aceitável como está. Não há necessidade de mudar um plano oclusal que permita que a guia anterior faça seu trabalho de desobstruir os dentes posteriores em excursões protrusivas e de equilíbrio, a menos que os batentes cêntricos sejam perdidos no processo.

Análise de instrumento totalmente ajustável: Qualquer instrumento que possa duplicar os movimentos da borda condilar pode ser usado para analisar ou estabelecer um plano oclusal correto. A retificação seletiva e/ou enceramento preliminar de modelos em tal instrumento mostrará claramente os limites externos das curvaturas do plano oclusal, desde que a orientação anterior e as orientações condilares sejam programadas corretamente no instrumento.

Pankey -Mann-Schuyler (PMS-) de modelos montados: Se os modelos forem montados corretamente com um registro preciso do arco facial em um instrumento totalmente ajustável ou semi-ajustável, um plano de oclusão aceitável pode ser determinado com extrema simplicidade. Deve ficar bem claro que a técnica PMS não deve ser usada para determinar se um dente deve ser restaurado . **É simplesmente uma técnica para determinar o plano oclusal quando todos ou a maioria dos dentes posteriores já foram diagnosticados como necessitando de restauração.**

Quando for determinado que a restauração de todos ou da maioria dos dentes posteriores é necessária, a técnica PMS fornece um método excelente e prático para determinar um plano oclusal que preencherá todos os requisitos de uma oclusão correta. O método mais simples de implementar esta parte da técnica é através do uso do Broadrick Occlusal Plane Analyzer.

Analisador de Plano Oclusal Broadrick :

Para bocas que exigem restauração de todos ou da maioria dos dentes posteriores, o uso adequado do analisador de plano oclusal realizará o seguinte:

1. Determinação preliminar de um plano de oclusão aceitável nos modelos de estudo como auxílio no planejamento do tratamento.

2. Determinação preliminar da quantidade de redução que será necessária quando cada dente for preparado.

3. Transferência extremamente simples para a boca da altura de preparação pré-determinada para cada dente

4. No enceramento laboratorial , determinação simples da altura de cada ponta de cúspide. Por meio de tal determinação, a curva de Spee e a curva de Wilson são automaticamente estabelecidas de acordo com o plano pré-determinado do dentista.

5. Pré-determinação tanto da altura da cúspide da restauração finalizada quanto da altura de cada dente preparado. Assim, espaço para uma espessura suficiente de ouro ou ouro

e porcelana pode ser assegurado com antecedência. O técnico nunca precisa ser restringido em sua escultura oclusal por causa de redução dentária insuficiente.

6. Um plano de oclusão devidamente predeterminado no arco inferior, que permite ao dentista selecionar virtualmente qualquer tipo de esquema de contorno oclusal aceitável (desoclusão posterior, função de grupo e assim por diante) com total garantia de que o plano de oclusão estabelecido permitirá isso.

Usando o Broadrick Occlusal Plane Analyzer:

O chamado instrumento de bandeira pode ser adaptado a quase qualquer tipo de articulador que aceite uma montagem de arco facial do modelo superior. O modelo inferior deve ser montado com um registro de mordida central. Usando um paquímetro de marcação, um centro de pesquisa é localizado na folha de plástico presa à bandeira. A partir desse centro de pesquisa, um plano aceitável de oclusão pode ser desenhado no modelo inferior. *A técnica foi adaptada para odontologia restauradora por Pankey a partir da pesquisa antropológica original de Monson. A "curva de Monson" foi originalmente aplicada à fabricação de dentaduras completas, mas a praticidade do conceito a torna especialmente útil para pacientes que precisam de restauração se foi predeterminado que todos ou a maioria dos dentes posteriores precisam ser restaurados.*

A técnica consiste nas seguintes etapas:

1. Após o modelo superior ter sido orientado para o articulador por um registro de arco facial cuidadosamente feito, a montagem é concluída e o modelo inferior é então relacionado ao superior por meio de um registro de mordida cêntrica. Quando o modelo inferior tiver sido montado com pedra, o modelo superior deve ser removido e reservado para uso posterior.

2. A "bandeira" é presa ao arco superior do articulador e a folha de plástico é encaixada em um dos lados.

3. A grafite do lápis é inserida em uma extremidade do paquímetro e é ajustada em um raio de 4 polegadas da ponta da agulha até a ponta do grafite. A largura da "bandeira" é de 4 polegadas, então ela pode ser usada como um guia conveniente. A seleção de um raio de 4 polegadas pode parecer uma configuração muito arbitrária. O raio pode

ser variado um pouco de qualquer maneira, mas a mudança tem tão pouco efeito no plano oclusal que não há nada a ser ganho com isso, exceto em casos incomuns onde há uma curva extrema no plano oclusal ocorrendo naturalmente em um arco extremamente pequeno.

4. O ponto no canino inferior do qual um plano oclusal esteticamente agradável emanaria, está localizado. Isso variará ligeiramente de acordo com o formato do canino inferior, mas é uma questão de julgamento simples. Ele cairá em algum lugar entre a ponta do canino e o ângulo da linha distoincisal . Em termos gerais, quanto mais plana a ponta do canino, mais próximo o ponto estará do ângulo da linha. Quanto mais pontudo o canino, mais próximo o ponto de levantamento estará da ponta do canino. A ponta da agulha do paquímetro é colocada contra o ponto selecionado no canino e um arco é traçado na bandeira. Este arco será chamado de linha de levantamento anterior. O centro de levantamento que será usado para determinar o plano oclusal estará localizado em algum lugar nesta linha.

5. Sem variar o raio do paquímetro, o ponto é mantido contra a esfera condilar do articulador de modo que ele aponte através do centro da esfera e outro arco que interessará à linha de levantamento anterior seja traçado. Isso será chamado de linha de levantamento condilar . O centro de levantamento para traçar o plano oclusal no modelo inferior geralmente fica no ponto onde as linhas se cruzam, mas o ponto pode ser movido até 1 cm da intersecção, se necessário, para favorecer o dente posterior superior ou inferior, desde que permaneça na linha de levantamento anterior. Para determinar a aceitabilidade da intersecção como um centro de levantamento, os paquímetros são virados, o ponto é colocado na intersecção e a altura da marca a lápis, que seria feita no último dente inferior, verificado. Se muita redução for necessária para fazer o molar inferior se encaixar em tal plano oclusal, o centro de levantamento é movido para frente na linha de levantamento anterior até 1 cm. O plano oclusal pode ser abaixado no hack movendo o centro de levantamento para trás até 1 cm.

   Se parecer necessário mover o centro de levantamento mais de 1 cm para frente ou para trás para estabelecer um plano aceitável, a montagem do faccbow está incorreta. Um erro também pode ocorrer a partir de uma transferência incorreta da distância intercondilar.

6. Quando uma altura aceitável foi estabelecida para o dente inferior mais distal, uma linha é traçada no modelo daquele dente para a frente até a cúspide. Essa linha representará a altura das pontas das cúspides vestibulares.

7. Para determinar a linha de preparação, os paquímetros são abertos em uma quantidade igual à espessura oclusal desejada da restauração proposta (geralmente cerca de 1 '/2 mm) e uma segunda linha é traçada. Isso representará a altura das cúspides vestibulares após os dentes terem sido preparados.

8. Um pouco de cera de placa de base amolecida é adaptada às superfícies bucais do modelo e a linha de preparação é riscada na cera. A cera é cortada cuidadosamente de volta a esta linha e também aparada ao longo da linha de dobra mucobucal para que a cera possa ser ajustada com precisão na boca contra os dentes. Cera de placa de base extra dura é usada para que ela não distorça quando for resfriada e colocada na boca. Isso é chamado de guia de corte do plano oclusal.

9. Quando os dentes posteriores inferiores devem ser preparados, o guia de corte é colocado confortavelmente contra as superfícies vestibulares dos dentes secos e uma linha de lápis é desenhada nos dentes de acordo com o guia.

10. A cera é removida e um cone de diamante invertido é usado para cortar os dentes ao longo da linha. Toda a superfície oclusal de cada ferramenta é reduzida até a linha de preparação. A preparação deve ser cerca de 1 mm mais baixa na lingual do que na bucal para acomodar a curva de Wilson. É possível fazer um guia de corte lingual para determinar a linha de preparação lingual com precisão, mas é mais prático apenas visualizar a curva de Wilson e preparar os dentes suficientemente mais baixos na lingual do que na bucal.

11. O guia de corte do plano oclusal representa apenas a altura da preparação para as cúspides vestibulares. A preparação da cúspide lingual é 1 ½ mm mais baixa. Após a redução para a altura correta da cúspide ter sido concluída, ainda é necessário reduzir a área do sulco central para permitir o contorno correto da cúspide-fossa das restaurações. Deve-se observar a inclinação do ângulo do guia anterior lateral para ter uma ideia geral da inclinação do ângulo da cúspide-fossa. Quanto mais íngreme for a orientação anterior lateral. Mais profundamente deve-se retificar a parte do sulco central dos dentes.

O mesmo procedimento usado para determinar o plano de oclusão também pode ser usado de forma mais eficaz para estabelecer o plano oclusal correto nos padrões de cera. Ao usar uma lâmina de corte de cera especial nos paquímetros, os padrões sobreencerados podem ser cortados de volta à altura correta. O ângulo da lâmina produz automaticamente uma curva aceitável de Wilson, tornando as cúspides linguais mais baixas do que as cúspides bucais.

Restauração de dentes posteriores inferiores

As inclinações da escavação-fossa inferiores são determinadas pela orientação anterior e pela orientação condilar. Se a cúspide lingual inferior tiver contato funcional em excursões de trabalho, sua inclinação bucal deve ser a mesma que a orientação anterior lateral , com algumas modificações para manter a conformidade simultânea com os caminhos condilares. Se a cúspide lingual inferior for desobstruída em excursões de trabalho, sua inclinação bucal deve ser Halter que a orientação anterior lateral.

Portanto, do ponto de vista prático, os ângulos cúspide-fossas inferiores devem ser mais planos do que a orientação anterior lateral.

Os dentes posteriores no arco inferior podem ser restaurados com precisão com contato da ponta da cúspide com a fossa se as seguintes determinações puderem ser feitas:

1. Altura e posicionamento corretos das cúspides bucca !

2. Altura e posicionamento corretos das cúspides linguais

3. Colocação correta das fossas

4. Inclinações corretas para paredes de fossas

5. Direção de crista e sulco bastante precisa

O ponto de partida para determinar os contornos oclusais inferiores deve ser as cúspides vestibulares.

Colocação das cúspides bucais inferiores

O posicionamento das cúspides vestibulares inferiores é determinado com base no fornecimento do efeito ideal para estabilidade bucolingual, estabilidade mesiodistal e excursões não interferentes.

Colocação da cúspide vestibular para estabilidade bucolingual: A localização correta de cada cúspide vestibular inferior deve ser uma das primeiras determinações feitas quando o plano de tratamento original é delineado. A preparação para restaurações não deve ser feita até que os dentes inferiores estejam em sua relação mais aceitável com os dentes superiores.

A posição vestíbulo-lingual das cúspides vestibulares inferiores é determinada da seguinte maneira em modelos montados:

1. A posição do sulco central superior é analisada. Em cada superfície oclusal superior, uma linha é desenhada de mesial para distal no sulco central. O ponto de contato ideal para cada ponta da cúspide vestibular inferior deve geralmente estar localizado em algum lugar nesta linha.

   Entretanto , a correção do sulco central deve ser analisada em cada dente.

   Em alguns dentes inclinados, é vantajoso mover a ranhura central para obter melhor direção das forças através do eixo longo. Se mover a ranhura central permitirá que as tensões sejam direcionadas mais próximas através do eixo longo de qualquer dente superior, a posição melhorada da ranhura central deve ser notada no modelo superior desenhando uma nova linha.

2. O contato ideal para a direção do estresse nos dentes posteriores inferiores deve ser determinado. Enquanto desconsidera a posição do sulco central superior, a posição da cúspide vestibular que mais direcionaria os estresses para baixo através do eixo longo de cada dente posterior inferior é determinada.

   Uma marca é feita em cada dente inferior para indicar a posição da cúspide vestibular que seria ideal para a estabilidade vestíbulo-lingual e a direção da força.

3. O alinhamento da posição ideal da cúspide vestibular inferior em relação à posição ideal do sulco central superior é avaliado. Se as marcas não se alinharem precisamente, as posições do sulco central superior e da ponta da cúspide vestibular inferior são igualmente alteradas. As novas posições da ponta da cúspide são reavaliadas para garantir que sejam compatíveis com a direção de estresse aceitável através do eixo longo de cada dente inferior. A posição do sulco superior é avaliada de forma semelhante.

Se a posição alterada da ponta da cúspide vestibular não fornecer direcionamento de estresse aceitável para os dentes posteriores superiores e inferiores, a relação do arco é inaceitável e o plano de tratamento deve ser elaborado para corrigir o problema.

A regra básica a ser seguida em relação à posição vestíbulo-lingual da cúspide vestibular inferior é: a cúspide vestibular inferior deve ser posicionada de modo que seu contato direcione as tensões através do eixo longo dos dentes superiores e inferiores. Colocação mesiodistal das cúspides vestibulares inferiores:

Duas considerações devem determinar a posição mesiodislal das cúspides vestibulares inferiores: estabilidade mesiodistal e excursões não interferentes .

Obtenção de estabilidade mesiodistal : A melhor estabilidade mesiodistal é obtida colocando as cúspides bucais inferiores em fossas superiores. Não há tendência para as pontas das cúspides migrarem para fora das fossas adequadamente contornadas.

Haverá momentos em que não será prático colocar a cúspide bucal inferior em uma fossa superior, e será necessário que ela entre em contato com as cristas marginais de dois dentes superiores. O impacto do íon alimentar da cúspide do êmbolo pode ser evitado por meio de um design adequado. As cristas marginais superiores devem ser contornadas com comportas das fossas adjacentes que permitam que o bolo alimentar esmagado deslize para longe do contato. O contato em si deve ser largo o suficiente para proteger a papila interdental.

Contatos inclinados em relação cêntrica devem ser evitados. Embora o contato aceitável dente a dois dentes possa ser alcançado, geralmente é bastante simples deformar a cúspide vestibular inferior mesialmente ou distalmente os 1 ou 2 mm necessários para colocar a ponta da cúspide em uma fossa superior. Sempre que isso puder ser feito com praticidade, é isso que tentamos fazer.

Localizando as cúspides bucais inferiores para excursões não interferentes :

A colocação mesiodistal de cada cúspide vestibular inferior é determinada localizando-a na fossa que permite excursões da relação cêntrica sem interferência.

Selecionando primeiramente as fossas apropriadas no modelo montado superior, os caminhos das cúspides inferiores de cada fossa podem ser rapidamente determinados, pois elas viajarão em ângulos retos em relação ao côndilo rotativo.

Não é necessário, neste momento, considerar o deslocamento lateral da mandíbula. Seu efeito será principalmente na direção da crista e do sulco e nos contornos das fossas que serão compatíveis com este método de seleção da posição da ponta da cúspide.

Se a direção do estresse for aceitável para ambos os dentes, os caminhos de movimento da fossa selecionada devem ser avaliados. Se a cúspide vestibular inferior puder se mover para fora da fossa em excursões de trabalho e equilíbrio protrusivas sem colidir com outras xícaras, sua posição é aceitável.

A colocação da ponta da cúspide inferior diretamente entre as cúspides vestibular e lingual superiores não é apenas instável, mas também exige a destruição da anatomia oclusal superior para permitir excursões.

Geralmente é melhor colocar as cúspides bucais inferiores dos pré-molares em uma fossa mesial quando possível. Isso permite a saída da relação cêntrica por todas as excursões com a menor chance de destruir a anatomia dentária no processo.

As pontas das cúspides molares devem ser colocadas de modo que não colidam com as cúspides superiores. Elas podem ser colocadas na fossa mesial da mesma forma que os pré-molares, ou na fossa distal com saída não funcional através do sulco transversal. A colocação da ponta da cúspide molar também é permitida na fossa central do jipper, pois pode passar para a mesial da cúspide mesiolingual superior em sua excursão não funcional e pode passar entre as cúspides bucais em excursão funcional.

Pontas das cúspides de contorno:

Para contato ponta da cúspide com a fossa, a ponta de cada cúspide bucal inferior deve ser pequena o suficiente para caber em uma fossa de contorno normal. Se a orientação anterior permitir um deslocamento lateral, a ponta da cúspide deve ser capaz de entrar em contato com a base da fossa sem tocar nas paredes da fossa em relação cêntrica. Se a orientação anterior for mais íngreme do que as paredes da fossa e nenhum deslocamento lateral for permitido, o lado da cúspide pode entrar em contato com as paredes da fossa.

Quando a ponta da cúspide serve como contato central, ela deve ser larga o suficiente para fornecer resistência ideal ao desgaste. É difícil ser específico sobre o tamanho de uma ponta de cúspide que seria adequada para todas as fossas porque os contornos variam conforme as vias de borda variam, mas em geral a ponta da cúspide deve ter uma área razoavelmente plana de cerca de 1 mm de largura. Em excursões laterais, se a função de grupo for desejada, o lado da cúspide entra em contato com a parede da fossa em vez da ponta.

Se uma ponta de cúspide for colocada em uma fossa, a ponta não deve ser larga mesiodistalmente. Esta é uma falha comum, e deve ser lembrado que cada cúspide deve seguir caminhos de borda a partir de seu ponto de contato central. Se uma cúspide for muito larga, o caminho que deve ser limpo para seus movimentos excursivos destruirá a anatomia do dente oposto.

Pontas de cúspides largas exigem mais força para a penetração do bolo e, portanto, colocam mais estresse nas estruturas de suporte. Cúspides estreitas exigem menos força e, portanto, produzem menos estresse.

Colocação das cúspides linguais inferiores:

Em relações normais dente a dente, a ponta da cúspide lingual inferior nunca entra em contato com o dente superior. Embora a inclinação bucal da cúspide lingual inferior seja feita para entrar em contato em excursões de trabalho, não há vantagem aparente em fazê-lo.

A cúspide lingual inferior tem outra função a desempenhar, já que é a principal responsável por evitar que a língua fique presa entre os dentes posteriores. A posição e o contorno da ponta da cúspide devem refletir essa responsabilidade sem causar irritação à língua. A ponta da cúspide deve ser arredondada e lisa em seu aspecto lingual. A posição da ponta deve ter overjet lingual suficiente para manter a língua fora do caminho, mas deve estar sempre localizada sobre a raiz, dentro do eixo longo,

A distância entre as pontas das cúspides vestibular e lingual inferior é a mesma que a distância entre as pontas das cúspides superiores, então, uma vez que a ponta da cúspide vestibular inferior tenha sido localizada, esta medida pode ser aplicada para posicionar a cúspide lingual. A medida entre a ponta da cúspide vestibular e a ponta da cúspide lingual não deve ser muito maior do que metade da largura total vestíbulo-lingual do dente como sua parte mais larga.

Geralmente a altura da cúspide lingual inferior deve ser cerca de um milímetro mais curta que a cúspide vestibular. A altura da cúspide pode ser reduzida ainda mais no primeiro pré-molar.

Contornando as fossas inferiores:

Quando serve como orientação anterior lateral, a inclinação lingual de cada cúspide superior determina o contorno da fossa de cada inclinação inferior que a enfrenta.

A inclinação da orientação lateral de cada cúspide superior dita os contornos da fossa das inclinações bucais de cada cúspide lingual inferior no mesmo lado e as inclinações linguais de cada cúspide bucal inferior no lado oposto. Quando a cúspide não está em posição de funcionar individualmente ou em função de grupo como a orientação anterior lateral, a inclinação lingual do dente superior mais anterior que pode assumir o papel se torna o ditador das inclinações da fossa inferior voltadas para ele.

Do ponto de contato de cada cúspide lingual superior, as inclinações da fossa inferior não devem ser mais íngremes do que as inclinações de orientação lateral que elas enfrentam. Qualquer inclinação que seja mais íngreme exclui a orientação lateral e aumenta seu próprio estresse lateral.

A abordagem mais simples e prática é abrir as fossas inferiores, proporcionando liberdade mais do que suficiente para um deslocamento lateral e tornando o ângulo cúspide-fossa mais plano do que o ângulo de orientação lateral anterior.

Contorno de sulcos e cristas:

Cristas e sulcos dão beleza e naturalidade ao esquema oclusal. É a ação das cristas e sulcos contra suas contrapartes oponentes que agarram o alimento e então o esmagam, rasgam e trituram enquanto os dentes inferiores seguem seus caminhos cíclicos de função contra as inclinações superiores.

O arranjo de sulcos e cristas permite que as cúspides passem perto o suficiente uma da outra para triturar o alimento entre as superfícies sulcadas sem a necessidade real de contato dos dentes.

A determinação razoavelmente precisa da direção da crista e do sulco é tudo o que é necessário. Não é necessária precisão extrema porque no contato ponta-fossa apenas a base da fossa inferior entra em contato com a cúspide lingual superior. As paredes das fossas nunca entram em contato e os sulcos podem ser abertos assim como as fossas são abertas para evitar o contato.

Não devemos cometer o erro de projetar ranhuras que são ranhuradas de modo que uma cúspide possa passar precisamente pela ranhura em um determinado caminho de borda. Como exemplo, as paredes de tal ranhura podem permitir a passagem da cúspide em uma excursão de trabalho lateral, mas a ranhura não acomodaria a cúspide em um caminho lateral protrusivo.

A direção de qualquer crista ou sulco é determinada pelo caminho do dente inferior conforme ele se move com a mandíbula. Sulcos de excursão lateral estão em ângulos retos a uma linha traçada a partir do côndilo rotativo.

Técnica de Depilação para Dentes Posteriores Inferiores

Quando a localização da cúspide inferior e os contornos da fossa foram corretamente estabelecidos em um plano oclusal aceitável, as superfícies oclusais superiores podem ser restauradas com precisão usando vários métodos diferentes, incluindo técnicas estereográficas ou pantográficas. No entanto, procedimentos de caminho gerados funcionalmente podem ser usados contra esses contornos oclusais inferiores com extrema precisão em toda a gama de movimentos de borda sem perda da cúspide lingual superior como um contato central. As cúspides corretamente posicionadas e contornadas dos dentes inferiores usadas contra a cera de dor gerada funcionalmente determinam não apenas os contornos da fossa superior, mas também as direções da crista e do sulco.

Após os dentes posteriores da torre terem sido preparados, a orientação anterior deve ser verificada quanto à correção. As impressões devem ser feitas para o modelo oposto superior e os modelos de matriz inferiores. Eles devem ser montados corretamente com um arco facial e registro de mordida cêntrica.

Procedimento para localização das pontas das cúspides vestibular e lingual:

1. Uma linha é desenhada ao longo do sulco central dos dentes posteriores superiores. Se alguns dos dentes superiores estiverem muito quebrados ou faltando, geralmente é útil remodelar os dentes superiores esculpindo o modelo de pedra ou remodelando os dentes com cera antes de finalizar o melhor posicionamento da ponta da cúspide.

2. Agora, nada da relação mesiodistal de cada dente inferior com seu superior oposto, a colocação mais vantajosa de cada cúspide vestibular inferior é selecionada. Devemos tentar selecionar fossas para colocação da ponta da cúspide sempre que possível. Cada ponto deve ser marcado. A colocação do topo da cúspide vestibular será onde cada linha se cruza. A seleção da colocação da ponta da cúspide deve ser verificada observando a direção das excursões de cada ponto.

3. Utilizando uma broca redonda nº 6, um furo é perfurado em cada ponta da cúspide até a profundidade da cabeça da broca.

4. Os sprue de cera de calibre 14 de cor escura devem ser cortados em pedaços de 3 mm e inseridos em cada furo perfurado . O articulador deve ser fechado para garantir que a cera do sprue não interfira nas matrizes inferiores opostas.

5. Com o articulador fechado, a cera vermelha incrustada flui ao redor da parte oclusal do molde para engatar o era sprue escuro.

6. O articulador é aberto e mais cera flui ao redor dos moldes até que as coroas sejam reconstruídas. Os contatos interproximais entre os dentes devem ser tão próximos do correto quanto possível neste estágio inicial de enceramento .

7. O instrumento de bandeira (Broadrick Occlusal Plane Analyzer) deve ser usado para determinar as alturas das cúspides vestibulares e linguais através do estabelecimento da curva de Wilson (curva bucolingual). O plano oclusal correto deve ser determinado antes da preparação dos dentes para garantir espessura oclusal suficiente para todas as restaurações posteriores inferiores. Quando os padrões de cera sobreconstruídos são reduzidos à linha e plano de oclusão adequados, a posição precisa de cada ponta da cúspide vestibular inferior aparecerá na cera escura. Após o plano de oclusão ser estabelecido, essa ponta da cúspide escura nunca é tocada. Quando esta etapa é concluída, não há mais necessidade de manter o modelo inferior no articulador. Todas as etapas a seguir podem ser realizadas com precisão com o modelo inferior fora do instrumento.

8. A anatomia bucal é facilmente esculpida agora, a crista do contorno deve ser estabelecida aproximadamente na junção do terço gengival e médio. Na depilação de coroas completas, o contorno do terço gengival deve começar com uma concavidade antes de se tornar convexo na junção do terço médio.

9. As pontas das cúspides linguais estão localizadas. A distância entre as cúspides vestibulares e linguais dos dentes inferiores é geralmente a mesma que a dos dentes posteriores superiores. É um procedimento prático simplesmente medir os dentes superiores e transferir para o inferior. Um paquímetro de ponta dupla pode ser usado para medir a distância do lábio superior à ponta. Um ponto do paquímetro é então colocado no centro da ponta da cúspide bucal é notado fazendo uma leve depressão na cera com o outro ponto do paquímetro.

10. Os contornos linguais agora podem ser esculpidos usando a localização da ponta da cúspide lingual como uma referência e a margem gengival como a outra. A crista do contorno deve estar no terço médio.

Determinação e escultura dos contornos da fossa inferior:

Ele tem um propósito: garantir uma acomodação não interferente para as cúspides linguais superiores.

O procedimento envolve a confecção de um guia de contorno de fossa que pode ser usado em qualquer estágio de enceramento ou mesmo aplicação de porcelana. O guia deve acompanhar o modelo de matriz articulada.

Normalmente, o guia é feito antes do início do enceramento , mas não é usado até o último estágio do contorno do padrão.

1. A mesa guia anterior é achatada a 0 graus e o pino guia incisal é removido. O pino especial para fazer o guia de contorno da fossa é inserido em seu placer. Ele não deve tocar no metal.

2. Um monte de cera amolecida é feito na mesa guia plana. Bosworths Tacky Wax funciona bem.

3. O pino especial é abaixado na cera e o modelo superior é movido para excursões esquerda e direita. O articulador não deve entrar em protrusão. À medida que o arco superior do articulador é movido para a direita e esquerda, as superfícies linguais dos caninos superiores guiam o modelo superior sobre as bordas incisais dos caninos inferiores e carregam o pino cortador de cera especial através da cera no mesmo caminho da orientação anterior lateral. As angulações ou curvaturas resultantes na cera estarão em relação direta com os contornos corretos da fossa.

4. Quando os caminhos de orientação laterais forem cortados bruscamente na cera na mesa guia, o pino especial é levantado e a cera é pintada com um agente separador.

5. A ponta é cortada da ponta pequena de um protetor de plástico que vem em agulhas de seringa descartáveis. A ponta grande irá encaixa perfeitamente no pino especial elevado.

6. a. Uma mistura de acrílico autopolimerizável é feita e um pouco é despejado na reentrância da cera.

   b. Um pouco do acrílico é limpo no orifício na extremidade inferior do protetor de agulha de plástico .

c. O pino é abaixado para que o acrílico seja unido. O protetor de agulha se tornará a alça para o guia de contorno da fossa.

d. Quando o acrílico estiver firme, o pino é levantado e a guia removida.

7. Devido ao design do pino especial do cortador de cera, o ângulo de orientação lateral anterior ficará evidente como uma linha nítida ao longo da borda inferior do acrílico.

As cristas devem ser contornadas para refletir o alimento para longe do contato, o que significa direcioná-lo para as fossas.

A borda inferior do guia é marcada com um lápis e qualquer excesso de acrílico é lixado na frente da linha. Pode-se, na verdade, lixar a superfície frontal até a linha para fazer um guia em forma de concha, o que é excelente para raspar cera das fossas.

Existem apenas três regras básicas para usar o guia de contorno das fossas:

1. .Sempre segure a alça perpendicularmente

2. Nunca destrua um lábio de cúspide pré-determinado

3. Localize as fossas em relações adequadas com as pontas das cúspides

A frente do guia sempre fica de frente, e nessa posição ele está correto tanto para o lado direito quanto para o esquerdo. Quando a alça é mantida perpendicular, ela reproduz exatamente a orientação lateral anterior. Achatar a parte inferior do guia fornecerá espaço extra para um deslocamento lateral. F. embora o deslocamento lateral seja geralmente construído na orientação anterior (e consequentemente duplicado no guia de contorno de fossas), é uma boa prática dar um pouco mais de liberdade lateral como garantia, especialmente porque fazer isso não tira nada do que é necessário em primeiro lugar.

Modificações no uso do guia de contorno de fossas:

O guia de contorno de fossa pode ser usado antes que sulcos suplementares sejam colocados ou pode ser usado para refinar inclinações de parede de fossa após todas as esculturas oclusais terem sido concluídas. Esculpir os padrões com sulcos razoavelmente profundos e inclinações levemente convexas geralmente exigirá uma abertura para fora das fossas, mas o resultado é um contorno oclusal de aparência anormalmente natural, pois simula o desgaste normal.

O guia de contorno de fossas pode ser usado em combinação com técnicas de cera caída e montagens gnatológicas .

As fundições acabadas e oclusais de porcelana podem ser verificadas pelo dentista e modificadas por meio de moagem seletiva. O guia de contorno de fossa é uma ferramenta fácil de usar. Uma análise rápida de cada fossa pode ser feita quando as restaurações são recebidas do laboratório.

Esculpindo as cristas marginais:

Quando todas as pontas das cúspides foram localizadas corretamente e as fossas corretamente posicionadas e contornadas, as cristas marginais parecem se encaixar perfeitamente.

O erro mais comum observado no contorno da crista marginal é a falha em alinhar uniformemente as cristas marginais dos dentes em contato, o que criaria um torque lateral considerável na posição extremamente estressante perto do fulcro condilar.

Mais definitivamente, o contato de orientação anterior deve ser mantido durante o contato posterior nas excursões de trabalho.

Facetas oclusais de porcelana:

As facetas de porcelana são muito mais fortes se a espessura da faceta for mantida razoavelmente uniforme. Encerar os dentes para contornar primeiro e depois cortar os padrões de volta cerca de 1 a 1,5 mm. onde quer que a porcelana seja aplicada resulta na aplicação de porcelana mais forte possível.

Para garantir que as pontas das cúspides de porcelana estejam na posição correta, um procedimento simples pode ser seguido, utilizando uma matriz de pedra facilmente feita. Os padrões são moldados e preparados para aplicação em porcelana. Com um lápis de marcação, uma marca é colocada em cada recuo, que representa a ponta exata de cada cúspide bucal. A matriz é aparada em um aparador de modelo para o centro de cada marca de ponta de cúspide. A matriz se encaixará de volta no modelo, indexada aos dentes da frente, e servirá como uma série de pontos de referência para que o ceramista possa construir as pontas das cúspides bucais de porcelana na posição correta.

Os dentes posteriores superiores devem ser o último segmento a ser restaurado. É o segmento posterior fixo, e suas cúspides, inclinações, sulcos e cristas são colocados e contornados para acomodar os muitos movimentos de borda dos dentes posteriores inferiores.

Embora seja possível fabricar restaurações posteriores superiores e inferiores juntas em um instrumento totalmente ajustável, restaurações posteriores superiores nunca devem ser fabricadas contra dentes posteriores inferiores que exijam correção de seu posicionamento da ponta da cúspide do plano oclusal ou contornos da fossa. Se for absolutamente necessário restaurar os dentes posteriores superiores primeiro, os dentes inferiores devem ser corrigidos o mais próximo possível do ideal com retificação seletiva ou restaurações temporárias.

Preparando os dentes posteriores superiores para restauração oclusal:

Quando os dentes posteriores superiores estão sendo preparados, eles devem ser verificados em todas as excursões para garantir que haja espaço para uma espessura suficiente de metal ou metal e porcelana.

mais importante:

De todos os registros interoclusais que são feitos durante a reconstrução oclusal, o mais importante de todos é o de articulação do modelo de matriz posterior superior.

Sempre que possível, esse registro central final deve ser feito na dimensão vertical correta. Fazer o registro central na dimensão vertical correta elimina qualquer erro que teria sido associado a um eixo de fechamento perdido e fornece ao operador um meio de verificar a precisão dos modelos articulados centralmente.

Todas as inclinações oclusais nos dentes posteriores superiores estão relacionadas aos caminhos de borda que os dentes posteriores inferiores seguem. Seja desejável ter contato excursivo em certas inclinações ou um quase acidente, ainda será essencial registrar os caminhos de borda com extrema precisão. Os contornos superiores só podem ser planejados quando sabemos exatamente para onde as cúspides inferiores estarão viajando.

O efeito dos movimentos das bordas dos côndilos deve ser registrado pelo menos na medida em que eles possam funcionar dentro do envelope permitido pela orientação anterior.

O importante a lembrar sobre capturar movimentos de borda dos dentes inferiores que determinam contornos oclusais superiores. Se os determinantes de orientação condilar e anterior são capturados diretamente para então reproduzir movimentos dentários em um instrumento ou se os movimentos dentários são capturados diretamente em seu local não faz diferença, desde que as inclinações finais dos dentes superiores estejam em harmonia com os caminhos funcionais que os dentes inferiores seguem.

Um dos métodos mais precisos de capturar movimentos de fronteira é a técnica de caminho gerado funcionalmente.

Anatomia suplementar nas superfícies oclusais superiores:

O dentista deve decidir se as inclinações oclusais superiores devem estar em função de grupo, função de grupo parcial ou desoclusão total em movimentos excursivos. Qualquer que seja a decisão tomada, ela é realizada por meio do contorno e angulações das próprias inclinações. Ranhuras suplementares cortadas em inclinações aumentam a aparência natural e a capacidade de preensão e trituração das superfícies dos dentes.

É uma abordagem lógica desenvolver primeiro as superfícies inclinadas de acordo com o tipo de função desejada e então esculpir naquela superfície a anatomia suplementar. As ranhuras são esculpidas menores do que as pontas das cúspides. As pontas passarão apenas sobre as ranhuras sem efeito no contato real através do movimento excursivo.

Duração do contato da função de grupo na excursão de trabalho:

Se optarmos por fornecer função de grupo no lado de trabalho, devemos estar cientes de que todos os dentes não permanecem em contato excursivo pelo mesmo comprimento de curso. Conforme a mandíbula inicia seu movimento para o lado de trabalho, todos os dentes posteriores podem entrar em contato em harmonia com a orientação anterior e, claro, o côndilo. Conforme a mandíbula se move mais para o lado, os primeiros dentes a se desvencilhar do contato são os molares mais posteriores. O desengate é progressivo, começando com o molar posterior, que tem o curso de contato mais curto, para a frente até o canino, que tem o contato mais longo.

A razão para dar ao canino um contato tão longo e um contato progressivamente mais curto à medida que avançamos distalmente é baseada em fatores de geometria e estresse. À medida que o côndilo de trabalho gira, o caminho percorrido ao redor do centro de rotação aumenta à medida que a distância do côndilo aumenta. Enquanto o canino está viajando por todo o comprimento de sua inclinação do cêntrico para sua borda incisal, o segundo molar está viajando cerca de metade dessa distância. Quando o canino atinge sua borda incisal, o molar ainda tem alguma inclinação restante na qual ele poderia sair. No entanto, se o molar continuasse seu contato após o canino ser desengatado, o estresse não seria mais compartilhado pela orientação anterior protetora. Em vez disso, ele seria carregado inteiramente na inclinação externa do molar e criaria um torque lateral considerável na posição extremamente estressante perto do fulcro condilar.

Excursões de equilíbrio:

O termo "excursão de equilíbrio" é um resquício da terminologia de dentadura completa. Originalmente, ele se referia ao contato de equilíbrio real para estabilizar as dentaduras no lado do côndilo orbital em movimento descendente. É uma parte do conceito de contato de três pontos, que para a estabilidade da dentadura é um bom conceito.

A oclusão balanceada bilateralmente não funciona porque não há como harmonizar as inclinações de "balanceamento" dos dentes para todas as variações de força muscular contra o côndilo orbital não reforçado. As inclinações de "balanceamento" devem ser aliviadas em todas as restaurações, independentemente do método usado para registrar os movimentos da borda. O alívio pode ser obtido de forma bastante simples por meio de leve trituração oca das inclinações vestibulares das cúspides linguais superiores entre o contato cêntrico nas fossas e nas pontas das cúspides linguais.

Como as interferências de inclinação de equilíbrio são tão estressantes, deve-se tomar cuidado extra para garantir que tais inclinações nunca entrem em contato.

Quando aplicado a dentes naturais, o termo "lado de equilíbrio" obviamente não é uma conotação correta. Stuart e Thomas se referem ao lado do côndilo orbital como o "lado ocioso ". É certamente um termo melhor, pois indica corretamente uma falta de contato.

Se a oclusão tiver que ser ajustada grosseiramente nas restaurações acabadas, um ou mais dos seguintes erros provavelmente foram cometidos: *Registro inadequado da relação cêntrica, Erros na montagem, Ajuste inadequado das restaurações acabadas, Erros na cimentação*

Apesar de sua simplicidade, a técnica de caminho funcionalmente gerado (FGP) pode ser um método extremamente sofisticado de capturar de forma utilizável os caminhos de borda precisos que os dentes posteriores inferiores seguem. A técnica tem a vantagem distinta de ser capaz de registrar todas as dimensões de tais movimentos de borda na vertical correta, pois são diretamente influenciados por ambas as orientações condilares e orientação anterior.

Como qualquer outra técnica para registrar caminhos de borda, o valor dos procedimentos de caminho funcional é diretamente proporcional à compreensão do operador sobre o que ele está tentando realizar e por quê. Quando usados corretamente, os procedimentos FGP são insuperáveis em precisão e não exigem nenhum comprometimento no acabamento dos contornos oclusais.

Se os fatos a seguir forem compreendidos, o valor do FGP como um método lógico para obter contornos oclusais precisos será óbvio.

1. As vias de borda dos dentes posteriores inferiores são ditadas por dois determinantes diferentes:
    a. Os limites anatômicos do movimento dos conjuntos côndilo-disco (determinante posterior)
    b. A orientação anterior (determinante anterior)
2. Procedimentos de trajetórias geradas funcionalmente, usados corretamente em dentes posteriores superiores, registram diretamente todas as trajetórias de borda possíveis dos dentes posteriores inferiores, pois são influenciadas pelos determinantes anteriores e posteriores.
3. O formato das superfícies oclusais dos dentes posteriores inferiores tem uma influência profunda no tipo de oclusão que é ditado pela movimentação dessas formas ao longo dos trajetos das bordas através da cera funcional.

Obviamente, qualquer dentista que não queira reproduzir uma oclusão incorreta existente não usaria procedimentos FGP até que ele tenha certeza de que tanto a orientação anterior quanto os contornos oclusais inferiores estão corretos. No entanto, se a orientação anterior ou os contornos oclusais inferiores estiverem incorretos, não há técnica que possa produzir dentes posteriores superiores corretos.

Técnicas de caminho funcionalmente geradas para registrar movimentos de borda intraoralmente

Etapas da técnica para registro bilateral do FGP:

Após a orientação anterior ter sido harmonizada de acordo com os requisitos de suporte funcional, estético e periodontal do paciente e após os contornos oclusais posteriores inferiores (contornos das fossas em particular) terem sido harmonizados com a orientação anterior e as fossas terem sido liberadas para possível deslocamento lateral da mandíbula. A técnica para registrar o FGP é a seguinte: Fazendo a base para o FGP

1. Os dentes posteriores superiores são preparados

2. Uma impressão é feita do arco superior preparado e, enquanto o paciente espera, ela é imediatamente despejada em pedra dura. O material de impressão usado para esta etapa deve ter uma consistência macia para que não distorça os tecidos moles. Uma mistura cremosa e suave de alginato é aceitável.

3. Quando o modelo estiver definido, cera de placa de base extra dura é usada para fazer uma base para a cera funcional. A cera usada para esta etapa deve ser dura e quebradiça para que a base não dobre sem quebrar. A cera é amolecida sobre uma chama e dobrada em três camadas. Enquanto ainda estiver macia, ela é adaptada ao redor de cada dente no modelo. Ela é pressionada com muita firmeza sobre cada dente para que fique fina o suficiente para ser vista na porção oclusal. Então a cera é adaptada ao redor de cada dente para cobrir completamente todos os dentes preparados até as margens gengivais. A pastilha de cera não deve ser adaptada ao palato. Ela deve ir direto. Ela deve cobrir apenas os dentes posteriores, mas deve ser estendida até os caninos não preparados.

4. A base resfriada é removida do modelo e inserida na boca. Esta base deve estar perfeitamente estável na boca. A base é assentada firmemente e observada cuidadosamente para qualquer retorno elástico. Se houver qualquer movimento da base, a cera é aparada na parte inferior onde quer que toque o tecido mole.

5. Quando tiver certeza de que a base está estável, o paciente deve fechar a boca. Não deve haver contato dentário na base. O contato em todas as excursões, bem como o

fechamento da relação cêntrica, devem ser verificados. Não deve haver interferências que restrinjam a orientação anterior de funcionar em sua maneira normal.

Quando há áreas edêntulas bastante extensas (por exemplo), pode ser necessário fundir a base de metal. Independentemente do que for necessário, a base deve se ajustar aos dentes e ser absolutamente estável.

Uso de acrílico e outros materiais duros para fabricar a base: Qualquer material que possa manter a precisão em todos os procedimentos é aceitável como base. Não deve ser frágil e deve ser estável e retentivo. Além disso, a base deve se encaixar o modelo de matriz mestre tão precisamente quanto se encaixa na boca, e não deve danificar as matrizes quando for assentado e retirado do modelo mestre. Bases de acrílico por causa da distorção do acrílico durante ou após a configuração e do efeito prejudicial do acrílico nas matrizes.

cruzado da base: Uma causa comum de erro nas técnicas de FGP é a hipermobilidade dos dentes. A estabilização do arco cruzado pode ser afetada pela base. Bases fundidas: Quando há dentes faltando, as bases podem ser fundidas em ouro de sucata ou outros metais. A mesa de cera funcional precisa ser larga o suficiente apenas para representar a superfície oclusal superior com um pouco mais para segurar a cera. Mesas que são muito largas interferem nas bochechas.

As bordas vestibular e lingual da mesa de gesso podem ser viradas para trás para segurar a cera ou podem ser feitos furos na mesa de gesso.

Registo dos movimentos fronteiriços:

Após todo o contato posterior ser eliminado, o seguinte procedimento é realizado:

1. A base é devolvida ao modelo e cera funcional amolecida é adicionada para registrar o FGP. A cera funcional é aquecida com uma chama para garantir que esteja bem macia e pegajosa o suficiente para aderir firmemente à base. Ela pode ser selada à base com uma espátula quente, mas a base não deve ser amolecida demais ou ela distorcerá. Um problema comum é usar muita cera funcional. Queremos apenas o suficiente para ser impresso por cerca de um terço ou menos de cada dente inferior. Se muita cera for usada, o excesso de volume é movido facilmente pelas bochechas e língua durante o registro do FGP e o caminho é inútil.

A Cera Sintética Tacky da Bosworths é uma cera funcional ideal devido às suas boas qualidades de trabalho e plasticidade ideal em temperaturas da boca. Um pouco da saliva do paciente pode ser coletada na ponta do dedo e aplicada à cera funcional como um lubrificante para evitar que ela grude nos dentes inferiores.

2. Usando a mesma técnica de manipulação que foi usada para registrar a relação cêntrica, um fechamento é manipulado na cera até que os dentes anteriores entrem em contato. O paciente deve ser avisado com antecedência para manter essa posição e então deslizar para frente até que os dentes anteriores estejam de ponta a ponta.

3. O paciente deve fechar a relação iniocêntrica posterior e a mandíbula é guiada para excursões laterais. O dentista deve guiar a mandíbula por todas as excursões para garantir a captura de todos os movimentos de borda. Se os movimentos excursivos forem deixados inteiramente para o paciente, eles geralmente se moverão em uma direção lateral protruída e a mandíbula não moverá os dentes posteriores inferiores tão longe no deslocamento de Bennett quanto é realmente capaz de fazer em movimentos forçados. Se os côndilos não forem forçados para suas posições de borda mais externas durante a geração do caminho na cera, as interferências dos dentes nas posições de borda extremas resultarão nas restaurações. Essas são as mesmas interferências que geralmente não são detectadas por muitos dentistas que não usam técnicas manipulativas corretas no equilíbrio. Elas são gatilhos potentes para o bruxismo e são a causa frequente da hipermobilidade dentária posterior.

4. Quando todos os movimentos excursivos tiverem sido registrados pela manipulação da mandíbula, o paciente deve ter permissão para deslizar como quiser. Esta é a etapa que registra os movimentos entre o lateral reto e o protrusivo reto. Se houver alguma interferência em qualquer movimento da mandíbula, a *cera funcional* será simplesmente movida para fora do caminho para registrar os limites externos de todos os movimentos funcionais.

5. O FGP deve ser verificado para qualquer movimento durante as excursões e para certificar-se de que todos os caminhos foram registrados em cera funcional suficiente. Se tudo parecer estar em ordem, a cera é resfriada com água gelada para torná-la bem firme. Uma mistura cremosa de pedra é misturada pelo assistente. Quando a pedra é misturada, ela deve ajudar a segurar as bochechas para fora novamente enquanto o

paciente passa rapidamente por uma última série de excursões. As bochechas devem ser mantidas para fora enquanto uma mistura cremosa de pedra é sacudida todas as depressões da cera funcional. Vibrar a pedra na ponta do indicador enquanto balança a mistura à frente da ponta do dedo funciona muito bem. A pedra de presa rápida deve cobrir pelo menos um dente não preparado na frente e, se presente, pelo menos um distal aos preparados. O indicador de pedra sobre o dente não preparado em cada lado servirá como um batente vertical definitivo e uma chave positiva para os moldes mestres quando o modelo funcional estiver sendo usado no laboratório.

A pedra endurecerá toda a base e protegerá a cera funcional. Também facilitará o assentamento do FGP no modelo sem distorcer a cera funcional.

A aplicação da mistura de pedras na boca tem outra vantagem importante. Ela permite que o dentista verifique qualquer distorção que possa ter ocorrido durante os procedimentos intraorais.

Verificação de distorção: Quando o FGP é removido da boca, ele deve ser recolocado no mesmo modelo que foi usado para adaptar a base. A pedra que cobria o dente ou dentes não preparados de cada lado deve se encaixar nos mesmos dentes do modelo sem qualquer distorção, ou seja, nenhum espaço deve ficar evidente entre a pedra funcional e a pedra modelo, enquanto uma pequena rachadura entre o modelo e a pedra FGP não deve ser aceita, pois é uma indicação de que a base foi distorcida.

Se o gesso FGP, agora chamado de núcleo de gesso, se encaixa perfeitamente nos dentes não preparados na frente e a base de cera se encaixa perfeitamente no modelo ou nos dentes não preparados na parte de trás, podemos supor que não houve distorção da base.

Uma base de cera não deve ser usada quando há muitos dentes faltando, a menos que seja espessa o suficiente para garantir resistência.

Procedimentos laboratoriais:

Muitos técnicos preferem 10 cera os padrões contra o modelo anatômico da mesma maneira que estão acostumados. e então eles refinam as inclinações contra o modelo funcional. Este é um procedimento lógico. No entanto, o técnico qualificado pode logo "'ler'" o modelo funcional de forma tão eficaz como modelo anatômico.

Montagem do FGP:

1. O modelo anatômico oposto é removido do articulador e a base FGP é colocada no modelo de matriz mestre montado. Ele deve se encaixar perfeitamente, sem nenhuma pedra. O núcleo de pedra funcional deve se encaixar contra os caninos (ou um dente não preparado na frente) sem nenhuma rachadura aparecendo. Contanto que a base FGP se encaixe perfeitamente no primeiro modelo, quaisquer discrepâncias no modelo de matriz mestre quase sempre podem ser resolvidas removendo o contato do tecido mole no modelo ou na parte inferior da base.
2. Um copo de plástico invertido com o fundo cortado é uma boa forma para despejar a plataforma de pedra inferior.

O núcleo de pedra e a plataforma devem ser umedecidos e os dois devem ser unidos ordenadamente com outra mistura. O pino guia deve ser ajustado da mesma forma que para o modelo anatômico.

Há várias maneiras de verificar a precisão da gravação do FGP, e verificações de precisão *de fade* são feitas em cada etapa do procedimento, desde as etapas intraorais até a conclusão da montagem. Nenhuma das verificações é complicada ou demorada, mas cada uma é importante: Usando o modelo funcional:

O articulador está sempre travado na posição que não permite absolutamente nenhum movimento lateral quando o modelo funcional está em uso. O articulador serve simplesmente como um dispositivo para posicionar o núcleo funcional em seu relacionamento adequado com as matrizes. Uma vez que o os caminhos dos dentes inferiores são registrados tridimensionalmente no núcleo de pedra sólida, mover o articulador lateralmente produz um erro. Ele deve ser mantido travado na posição de relação cêntrica.

O técnico tem três opções para usar o modelo funcional. Ele pode:

1. Encere as restaurações diretamente contra o modelo funcional.
2. Cera contra o modelo anatômico, então refine as inclinações oclusais e verifique se há interferências contra o modelo funcional (núcleo de pedra)

3. Conclua as fundições contra o modelo anatômico e, em seguida, ajuste as superfícies oclusais de metal ou porcelana contra o modelo funcional.

Fazendo ajustes em relação ao modelo funcional:

Quando as restaurações estiverem no lugar no modelo de matriz superior, deve ser possível fechar o articulador para que não haja nenhuma rachadura entre os dentes "chave" e o núcleo funcional de pedra. Todas as restaurações devem estar em contato com o núcleo funcional. Se houver qualquer separação entre esses dentes "chave" e o índice de pedra, é uma indicação de uma interferência oclusal.

A função de grupo é obtida ajustando as inclinações linguais das cúspides bucais superiores para contato contra o núcleo funcional. A desoclusão é obtida tirando as inclinações do contato com o núcleo funcional e deixando apenas os stops centrais selecionados em contato. A quantidade de espaço entre as inclinações e o modelo funcional representará a quantidade exata de folga entre as cúspides inferiores e as inclinações superiores durante as excursões.

Balanceamento de inclinações:

Todas as excursões realizadas durante a gravação do FGP representam contato real. Isso inclui excursões de balanceamento. Como o contato do lado de balanceamento é indesejável, a desoclusão do lado de balanceamento deve ser efetuada reduzindo as inclinações de balanceamento nas restaurações para que elas não entrem em contato com a pedra funcional em nenhum ponto.

Etapas sequenciais para restaurar diferentes combinações

A seguir está uma lista geral das variações nas necessidades restaurativas de diferentes pacientes. Uma sequência sugerida de procedimentos restaurativos é delineada para cada tipo de caso. O esboço é geral, e pode ser necessário variar os procedimentos ou a sequência para necessidades particulares de certos pacientes.

Isso pode ser feito segmento por segmento ou para todo o plano de tratamento.

1. Toda a preparação preliminar da boca deve ser concluída.

2. Por meio do desgaste seletivo, quaisquer deformidades no formato do dente, cristas marginais, altura das cúspides e assim por diante, nos dentes posteriores inferiores, devem ser corrigidas.

   Neste momento, uma decisão deve ser tomada sobre se a desoclusão posterior é o objetivo. Se for, deve ser trabalhado nos dentes posteriores inferiores por equilíbrio antes da preparação dos dentes superiores. Isso deve ser verificado com fita de marcação para garantir que não haja contatos inclinados em nenhum dente posterior inferior. Apenas paradas de relação cêntrica são permitidas.

   Se a função de grupo for a escolha, ainda não deve haver contatos de inclinação nos dentes posteriores inferiores. Isso garantirá a não interferência com paradas de relação cêntrica, mas não impedirá a função de grupo.

3. Todos os dentes posteriores superiores devem ser preparados.

4. A correção da orientação anterior deve ser verificada e modificada se necessário. Qualquer modificação neste ponto deve ser mínima. O equilíbrio durante a preparação preliminar da boca deve ter resultado em boa harmonização da orientação anterior com consideração para os dentes posteriores. O achatamento da orientação anterior lateral deve ser acompanhado por uma abertura correspondente dos contornos das fossas inferiores. Isso é realizado com mais precisão antes que os dentes posteriores superiores sejam preparados, enquanto as cúspides linguais superiores ainda estão no lugar para verificar as inclinações inferiores contra elas.

5. a desoclusão posterior for o resultado desejado, ele pode ser alcançado das seguintes maneiras:

a. Ao concluir as restaurações em um articulador semi-ajustável com o caminho condilar definido mais plano do que o do paciente. Uma configuração condilar de 20 graus funcionará para a maioria dos pacientes. (Em todos os casos, o sift lateral progressivo é definido para um mínimo de 15 graus).

b. Ao concluir as restaurações em um articulador que duplica o caminho condilar e ao esculpir todas as inclinações fora do contato excursivo.

Se a função de grupo for desejada, procedimentos de caminho gerados funcionalmente podem ser usados nos dentes posteriores superiores. As restaurações podem então ser fabricadas contra o núcleo funcional. O contato deve ser mantido contra o núcleo para qualquer inclinação que deva manter o contato da função de grupo.

6. Restaurações posteriores superiores são colocadas e quaisquer correções menores necessárias são feitas. Todas as excursões devem ser verificadas pela manipulação da mandíbula para posições de borda.

Restauração de todos os dentes superiores, mas não dos inferiores:

1. A preparação preliminar da boca deve ser concluída.

2. Por meio de moagem seletiva, as superfícies oclusais inferiores devem ser tornadas tão ideais quanto possível. Quaisquer irregularidades nos contornos da crista marginal, altura da cúspide e similares devem ser corrigidas, com você se certificando de que os contornos da fossa inferior estejam corretos antes de preparar os dentes superiores.

   A preparação preliminar da boca para a oclusão é a mesma no arco superior completo como é para o segmento superior posterior. A decisão deve ser tomada antes da preparação do dente sobre se a disculsão posterior ou a função de grupo é o objetivo desejado.

3. Todos os dentes posteriores superiores devem ser preparados. Os preparativos devem ser concluídos em todos os detalhes.

4. A exatidão da orientação anterior deve ser verificada e pequenas modificações devem ser feitas, se necessário.

5. Um incisivo central e o incisivo lateral oposto, ou qualquer combinação adequada para orientar o técnico na determinação da posição precisa da borda incisal e dos contornos labiais, devem ser preparados.

6. Deve ser feita uma impressão do arco superior. Não é necessário retrair tecido para nenhuma das preparações para essa impressão. Este molde será usado para fazer a mesa guia anterior personalizada e também para encerar os "padrões descartáveis" no molde "every-other" para duplicar os contornos anteriores. Este molde deve ser montado com um arco facial.

7. Um registro de mordida cêntrica deve ser feito na dimensão vertical correta e os dentes anteriores colocados em contato cêntrico.

8. A impressão inferior deve ser feita e o molde articulado contra o primeiro molde superior, com o uso do registro de mordida cêntrica.

9. A preparação dos dentes anteriores superiores deve ser concluída e a impressão feita para o modelo de matriz mestre. Este modelo se encaixará no modelo de matriz mestre. Este modelo se encaixará no mesmo registro de mordida feito antes da conclusão das preparações anteriores.

10. Uma mesa guia anterior personalizada deve ser feita utilizando um primeiro modelo com dentes posteriores superiores e os dois anteriores preparados.

11. As restaurações anteriores superiores devem ser concluídas usando o primeiro modelo para posição da borda incisal e contorno labial. Esses padrões devem ser transferidos para o molde mestre para servir como guias para contornar as outras restaurações anteriores. A mesa guia anterior personalizada ditará os contornos linguais.

Neste ponto, existem várias opções sobre como prosseguir com o tratamento.

a) As restaurações anteriores podem ser colocadas e verificadas quanto à correção. Uma nova impressão pode então ser feita para completar os dentes posteriores. Se esse procedimento for seguido, os posteriores seriam completados mais tarde da mesma maneira prescrita para os posteriores superiores quando os dentes anteriores estiverem corretos. As opções para desoclusão posterior ou função de grupo seriam tratadas de maneira rotineira após os dentes anteriores serem colocados.

b) Restaurações para o arco superior completo podem ser concluídas, e então todas as restaurações superiores anteriores e posteriores podem ser colocadas na mesma consulta. Não há desvantagens nisso, desde que o trabalho de laboratório seja meticulosamente feito em moldes e matrizes cuidadosamente feitos. Registros de mordida e montagens devem ser monitorados precisamente para precisão. As restaurações anteriores devem duplicar a orientação anterior, conforme ditado pela mesa de guia anterior personalizada antes que a forma oclusal posterior possa ser finalizada. Após os dentes anteriores serem concluídos nos moldes, os dentes posteriores podem ser fabricados para se relacionarem a eles. As opções para função de grupo posterior ou desoclusão podem ser satisfeitas no articulador. Se a desoclusão posterior for desejada, os caminhos condilares devem ser definidos mais planos no articulador do que no paciente. Isso resultará automaticamente em desoclusão posterior sem afetar a orientação anterior.

c) O método de escolha fica a critério do operador. Desde que as restaurações posteriores acabem em harmonia não interferente com a orientação anterior e a orientação condilar, a escolha da técnica pode ser feita com base na preferência pessoal.

12. O contato de inclinação de equilíbrio deve ser eliminado por meio de "retificação oca" da inclinação vestibular das cúspides linguais entre as pontas das cúspides e os contatos centrados nas fossas.

13. O contato da inclinação de trabalho deve ser reduzido em qualquer dente considerado excluído na função lateral.

14. Todas as restaurações superiores devem ser colocadas. A oclusão deve ser verificada cuidadosamente e quaisquer correções necessárias (que devem ser mínimas) devem ser feitas.

Restauração de todos os dentes posteriores, mas nenhum dos dentes anteriores:

1. A preparação preliminar da boca deve ser concluída.

2. Em modelos montados, o plano oclusal ideal deve ser determinado. Quando todos os dentes posteriores devem ser restaurados, o Broad-rick Occlusal Plane Analyzer é

provavelmente o método mais simples para determinar um plano oclusal aceitável. Guias de plano de preparação devem ser feitos para uso ao preparar os dentes.

3. Todos os dentes posteriores inferiores devem ser preparados adequadamente.
4. Se necessário, a orientação anterior deve ser harmonizada por meio de trituração seletiva. Uma impressão mestre deve ser tomada e um registro de mordida cêntrica feito com os dentes anteriores em contato.
5. Utilizando o pino especial, é feito um guia de contorno das fossas.
6. Restaurações posteriores inferiores devem ser concluídas seguindo os procedimentos para encerar os dentes posteriores inferiores e para esculpir os contornos da fossa inferior.
7. Restaurações inferiores devem ser colocadas.
8. Os dentes posteriores superiores devem ser preparados.
9. As restaurações posteriores superiores devem ser concluídas e os contornos oclusais finalizados.
10. Todos os contatos de inclinação de balanceamento devem ser eliminados. Inclinações de trabalho devem ser refinadas para o grau desejado de função de grupo ou discussão .
11. Restaurações posteriores superiores devem ser colocadas.
12. Quaisquer interferências menores que resultem da espessura do cimento devem ser corrigidas. Os requisitos de moagem seletiva devem ser mínimos.

Restauração de todos os dentes superiores e inferiores:

1. A preparação preliminar da boca deve ser concluída.
2. Os dentes anteriores inferiores devem ser preparados. Se a relação anterior for aceitável, os dentes anteriores inferiores podem ser completados contra os anteriores superiores . Se forem necessárias alterações na posição da borda incisal, restaurações provisórias devem ser completadas nos segmentos anteriores superior e inferior antes da finalização dos dentes inferiores. Quando a aceitabilidade dos contornos e da função for verificada

para ambos os arcos, uma impressão é feita dos provisórios inferiores no lugar. A tala temporária é então removida, as preparações são verificadas para folga adequada e a impressão mestre é feita.

3. Restaurações anteriores inferiores são concluídas com o uso de um índice para copiar a posição da borda incisal do molde dos provisórios corrigidos .
4. Restaurações anteriores inferiores são colocadas após verificação de que estão corretamente relacionadas aos dentes anteriores superiores corrigidos em relação cêntrica e todas as excursões.
5. Os dentes anteriores superiores são concluídos. Todas as diretrizes elaboradas diretamente nos dentes ou em restaurações provisórias devem ser copiadas pelo laboratório. Essas diretrizes devem ser comunicadas por meio de um molde montado em relação cêntrica do segmento anterior corrigido. Uma mesa guia anterior personalizada e um índice para a posição da borda incisal devem ser feitos a partir do molde.
6. Restaurações anteriores superiores são colocadas e verificadas quanto à precisão.
7. Os dentes posteriores inferiores são completados. Todas as fossas devem ser relacionadas à orientação anterior para determinar angulações permitidas da parede da fossa para desoclusão .
8. Os dentes posteriores superiores são concluídos. Na colocação, eles devem ser cuidadosamente verificados para garantir que cada dente tenha paradas de retenção aceitáveis, que todos os dentes posteriores entrem em contato simultaneamente com igual intensidade e que não haja interferência na orientação anterior ou nas vias condilares.

Restauração de todos os dentes inferiores, mas nenhum dos dentes superiores:

1. A preparação preliminar da boca deve ser concluída.
2. Quaisquer imperfeições no arco superior devem ser refinadas antes da conclusão das restaurações inferiores.
   a. Cristas marginais irregulares devem ser corrigidas.

b. A oclusão deve ser equilibrada ao máximo.

c. A orientação anterior deve cumprir sua função.

3. Cada outro dente anterior inferior e todos os dentes posteriores devem ser preparados e uma impressão deve ser feita. Dies devem ser feitos para os dentes anteriores preparados.

4. Um registro de mordida cêntrica deve ser feito na dimensão vertical correta. Os dentes anteriores não preparados devem estar em contato.

5. Os dentes restantes devem ser preparados e a impressão mestre deve ser feita. Moldes devem ser feitos para todos os dentes.

6. Ambos os modelos devem ser articulados. Os padrões anteriores devem ser feitos no primeiro modelo para manter a posição precisa da borda incisal e o contorno dos dentes anteriores inferiores e esses padrões transferidos para o modelo de matriz mestre para servir como guia para contornar outros padrões. Se as capas de porcelana forem feitas, elas podem ser feitas no primeiro modelo e transferidas para o segundo ou os padrões de cera podem ser usados apenas como guias no segundo modelo e então descartados. As facetas de porcelana podem ser manuseadas da mesma maneira.

7. Restaurações posteriores devem ser concluídas com cuidado especial para posicionar corretamente todas as pontas das cúspides.

8. Todas as restaurações devem ser colocadas e quaisquer discrepâncias oclusais corrigidas.

Como todas as inclinações da cúspide inferior são descluídas em função, deve haver um ajuste oclusal mínimo necessário se os modelos forem articulados cuidadosamente. Quanto mais precisamente a instrumentação duplicar os movimentos da mandíbula, menos ajuste será necessário. No entanto, deve ser menor, em qualquer caso, se o registro da mordida cêntrica estiver correto e os arcos estiverem adequadamente equilibrados antes da preparação. Definir o caminho condilar mais plano do que o do padrão garantirá a desclussão posterior .

Para preparar menos dentes de cada vez, você pode terminar os dentes anteriores inferiores antes de iniciar os preparativos nos dentes posteriores.

Preparando todos os dentes superiores e apenas os dentes posteriores inferiores:

A sequência para essa combinação seria a mesma do esboço para preparar todos os dentes superiores e inferiores, começando com a totalidade dos dentes anteriores inferiores. Há algumas modificações, no entanto, que podem adicionar praticidade à sequência.

Como a orientação anterior deve ser finalizada antes da restauração dos dentes posteriores inferiores e como é mais fácil harmonizar a orientação com os dentes posteriores fora de contato, às vezes é mais fácil prosseguir e finalizar os dentes posteriores inferiores antes mesmo de restaurar os dentes anteriores superiores. Esta é uma sequência prática somente se todos os contornos da orientação anterior forem definidos.

Se não houver necessidade de modificar ainda mais a orientação anterior, não é essencial concluir as restaurações reais antes de prosseguir com os dentes posteriores inferiores. A guia de contorno de fossa pode ser feita e usada nas restaurações inferiores, e elas podem ser concluídas antes que qualquer preparação seja iniciada nos dentes superiores. Então, os dentes posteriores superiores e todos os outros incisivos superiores são preparados. Uma impressão é feita e um registro de mordida cêntrica é tirado na dimensão vertical correta. Este modelo é usado para fazer a mesa de guia anterior personalizada, e a sequência é realizada da mesma forma como se apenas os dentes superiores estivessem sendo restaurados.

A praticidade dessa abordagem está nos requisitos mais simples para a temporização. Preparar todos os dentes superiores na mesma consulta nos permite fazer uma impressão temporária e uma master e elimina qualquer necessidade de ter ambos os arcos preparados ao mesmo tempo.

Procedimento de dois estágios (HOBO)

O conceito básico envolvido neste procedimento requer uma abordagem metódica. O molde com um segmento anterior removível é fabricado. Primeiro, reproduza a morfologia oclusal dos dentes posteriores sem o segmento anterior e produza um ângulo de cúspide coincidente com os valores padrões do ângulo de cúspide efetivo [referido como "condição 1"].

Em segundo lugar, reproduzir a morfologia anterior com o segmento anterior e fornecer orientação anterior que produza uma quantidade padrão de discussão [referida como "condição 2"].

Esboço do procedimento:

Fabricação do ângulo da cúspide:

1) De acordo com a "Condição 1", ajuste um articulador para os seguintes valores:

	Caminho condilar		Mesa guia anterior	
	Inclinação do caminho condilar sagital	Ângulo de Benneth	Inclinação sagital	Ângulo lateral ___
Condição 1 sem dentes anteriores	25	15	25	10

2) Faça o segmento anterior do molde maxilar ou mandibular removível usando pinos de cavilha. Remova o segmento anterior. Faça os moldes maxilar e mandibular no articulador de modo que eles não se desloquem durante o movimento excêntrico.

3) Encerar a morfologia oclusal dos dentes posteriores para que as cúspides maxilar e mandibular entrem em contato durante o movimento excêntrico. Assim, uma articulação equilibrada é obtida e cada cúspide terá um ângulo de cúspide padrão de 25 °.

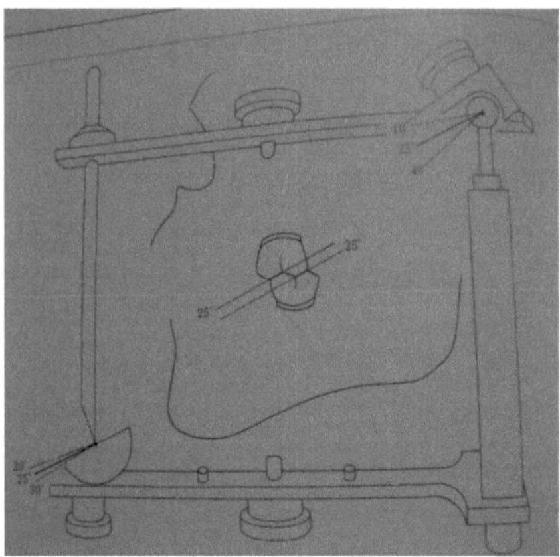

Fabricação de Dentes Anteriores:

1) De acordo com a "Condição 2", ajuste um articulador para os seguintes valores:

	Caminho condilar		Mesa guia anterior	
	Inclinação do caminho condilar sagital	Ângulo de Benneth	Inclinação sagital	Ângulo lateral ___
Condição 2 com dentes anteriores	40	15	45	20

2) Remonte o segmento anterior do molde. O molde maxilar e mandibular no articulador produzem a quantidade padrão de desoclusão .

3) Encerar os contornos palatinos dos dentes anteriores maxilares para que os incisivos maxilares e mandibulares entrem em contato durante o movimento protrusivo, e os caninos maxilares e mandibulares no lado de trabalho entrem em contato durante o movimento lateral. Assim, a orientação anterior é estabelecida e a quantidade padrão de desoclusão será produzida.

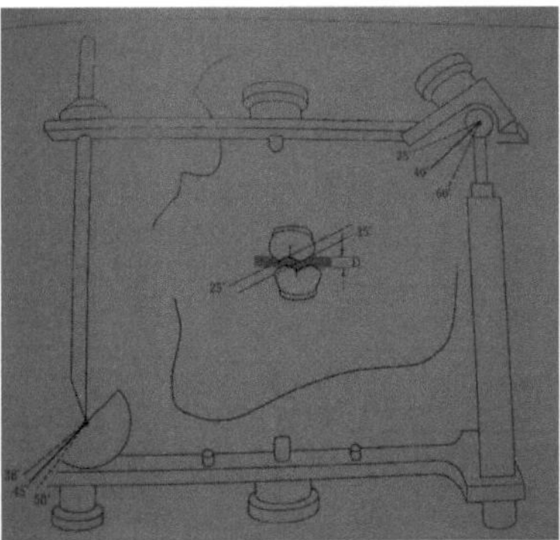

Contraindicações:

Atualmente, o procedimento em dois estágios é contraindicado nos seguintes casos:

1) Curva anormal da velocidade

2) Curva anormal de Wilson

3) Dentes anormalmente rotacionados

4) Dente com inclinação anormal

Resumo e Conclusão

Reabilitação de boca completa **'O Milagre da Odontologia Moderna'** é exatamente isso - uma recriação de cada dente na boca. A Reabilitação de Boca Completa (FMR) define o que a odontologia do século XXI tem a oferecer. É uma evidência do progresso que a odontologia fez ao longo do último século.

A reabilitação bucal completa é um problema dinâmico e funcional, e incorpora a correlação e integração de todas as partes componentes em uma unidade funcional. O objetivo e o esforço, portanto, devem ser a reconstrução e reabilitação do todo, satisfazendo todos os fatores relacionados.

Tudo o que a odontologia de ponta tem a oferecer se reúne neste procedimento incrível e cria um sorriso funcional, confortável e bonito.

Várias decisões devem ser tomadas a respeito da área complexa da oclusão, antes de começar a reabilitação oclusal. Tantos escritos e recomendações contrários foram feitos que o assunto da oclusão ainda é muito obscuro para muitos clínicos.

Vários fatores, recomendações gerais e específicas e etapas processuais da reabilitação oclusal foram discutidos.

O clínico deve estar ciente dos requisitos para que seja feita uma restauração fisiológica que não seja apenas estética e funcional, mas que também permaneça em harmonia com todo o sistema gnatostomático .

Também devemos lembrar que nem todos os pacientes podem ser tratados com sucesso com uma única filosofia de tratamento preconcebida. Restaurar satisfatoriamente um paciente a um estado de saúde fisiológica é um desafio que exige que o clínico não seja apenas um diagnosticador agudo, mas também um mestre de uma ampla gama de modalidades de tratamento.

Bibliografia e

1. Atwood DA: Um estudo cefalomírico da posição clínica de repouso da mandíbula. J.Prosthet Dentl956: 6:504.

2. Atwood. DA: Uma crítica da pesquisa do limite posterior da posição mandibular. J. Prosthet Dent 1968; 20-21-36.

3. Atwood. D: Um estudo cefaiométrico da posição clínica de repouso da mandíbula. Parte III: fatores clínicos relacionados à variabilidade do restante da posição clínica de repouso após a remoção dos contatos oclusais. J. Prosthet . Dent 1958; 8:698.

4. Atwood. D: Um estudo cefaiométrico da posição clínica de repouso da mandíbula. Parte I. A variabilidade da posição clínica após a remoção do oclusal. J. Prosthet . Dentl956;6: 504.

5. Baker. 1..F.. Douglas. JR e Moulton. RS: Análise caphalométrica da dimensão vertical da oclusão. J.Prosthet.Dent.1961; 11: 813-835.

6. Berry. II.M.. Jr., e Hofmann, I-.A. observações cineradiográficas da articulação temporomandibular,. J. Prosthet Dent. 1959 9:31-33

7. Binkely.TK . & Binkley.CJ . Uma abordagem prática para reabilitação de mês inteiro: Journal of Prosthet Dent. 1987, 57:261.

8. Leis biológicas que governam as funções dos músculos que movem a mandíbula. Parte 1: Programação Oclusal. J. Prosihet . Dent. 1977; 37:648-56.

9. Boos. RM: Técnica de dentadura fisiológica . J.Prosthet.Dent.1956; 6: 726-740.

10. Boucher, DO: Status atual da prótese dentária. J.Prosthet . Dent 1961: 10:418-419.

11. Boucher. LJ, el a!.: A força de mordida pode ser usada como um critério para registrar a dimensão vertical? Dimensão vertical em pacientes desdentados. J. Prosthel Dent. 1968; 19:230.

12. Boucher, LJ, Swemer.Tj . e pflughoeft . T: a força de mordida pode ser usada como um critério para registrar a dimensão vertical? J.Prosthet.Dentl959. 9:594-599.

13. Braly . BV. Um enceramento preliminar como auxílio diagnóstico na reabilitação oclusal. J. Prosthet Dent. 1966; 16; 728-30.

14. Brill. N: Reflexos, registros e odontologia protética. J.Prosthet.Dent.1957; 7: 341.

15. 15\ Broderson SP. Orientação anterior - A chave para o tratamento oclusal bem-sucedido. J. Prosthet Dent. 1978: 39:396-400.

16. Broderson , SPanterior guidance - A chave para o tratamento oclusal bem-sucedido. J Prosthet Dent 1978: 39:396-400.

17. Brostein BR Justificativa e técnica de reabilitação oclusal biomecânica. J. Prosthet Dent. 1954. 4:352-67.

18. D'Amico. A. Oclusão funcional dos dentes naturais no homem. J. Prosthet Dent. 1961: 11:899-915.

19. Dawson PE: Avaliação, diagnóstico e tratamento de problemas oclusais - St. Louis : The CV Mosby Co 1963.

20. Di PietroGJ . Mocrgeli . JR: Significado do ângulo do plano mandibular de Frankfort para a prótese. J. Prosthet Dcntl976; 36:624.

21. El Aramany . MA George AW Scott. RH: Avaliando o traçado da ponta da agulha como método para determinar a relação cêntrica J. Prosthet Dentl965; 15 : 1043.

22. Fay. et al. Uso de medidas de dentes anteriores na determinação de dimensões verticais oclusais. J. Prosthet Dent. 1987; 58:317-122.

23. Gill JR Planejamento de tratamento para reabilitação bucal. J. Prosthet Dent. 1952: 2:230-45.

24. Glickman. I. et al: Comparações telemétricas de relação cêntrica e reconstrução de oclusão cêntrica. J. Prosthet Dent.1974: 31:527.

25. Goldman I. O objetivo da reabilitação de boca cheia. J. Prosthet Dent: 1952: 2:246-51.

26. Goteen . LF e Shaw. AF: Uso de folhas guage em diagnóstico e terapia. Quintessence Int. 1984. 6:611.

27. Granger. Li. R. Os princípios de obtenção de oclusão na reabilitação oclusal. J. Prosthet Dent 1963: 13. 714-18.

28. Ouichet , NF Leis biológicas que regem as funções dos músculos que movem a mandíbula, a. Parte da programação oclusal. J. Prosthel Dent 1977; 37:648-656. b. Parte II Posição condilar J. Prosthet Dent 1977:38:35-41. c. Parte 111: Velocidade de fechamento - manipulação da mandíbula. J. Prosthet Dent 1977; 38: 174-179. d. Parte IV: Grau de separação da mandíbula e potencial para separação máxima da mandíbula. J. Prosthet Dent 1977; 38:301-310.

29. Heinlien . WDAmerior dentes: Estética e função. J Prosthet Dent 1980; 44:389-393.

30. Hobo S. Takayama. H. Efeito da orientação canina no caminho condilar de trabalho. Int. J. Prosthet Dent. 1984; 2:73-9

31. Hobo S.Tokoyama . H. Um novo sistema para medir o caminho condilar e calcular a orientação anterior. Parte I. Princípios de medição. Int. J. Prosthodonl 1988: 1:99-106.

32. Hobo. S. Mochizuki. S. Uma investigação cinemática do movimento da borda mandibular por meio de um sistema de medição eletrônico. Parte 1: Desenvolvimento do sistema de medição. J. Prosthet Dent. 1983: 50:368-73.

33. Hobo. S. Fórmula para ajuste do caminho horizontal dos côndilos do articulador semiajustável com registros inieroclusais : Parte 111: Centro de rotação do movimento lateral. J. Prosthct Dent. 1984: 52:66-72.

34. Hobo. S. Fórmula para ajuste do caminho condilar horizontal do articulador semi-ajustável com registros interoclusais: Parte 1 correlação entre o deslocamento lateral imediato e o deslocamento lateral progressivo, e o ângulo de Bennette . J. Prosthet Dent: 1986: 55:422-6.

35. Hobo. S. Fórmula para ajuste do caminho condilar horizontal do articulador semi ajustável com registros interoclusais: Parte 11: Avaliações práticas. J. Prosthet Dent: 1986: 55:582-8.

36. Hobo. S. Fórmula para ajuste do caminho condilar horizontal do articulador semiajustável com registros interoclusais: Parte II: um estudo do movimento de Bennett. J. Prosthet Dent. 1984; 51:642-6.

37. Hobo S. Uma investigação cinemática do movimento da borda mandibular por meio de um sistema de medição eletrônico. Parte II: Um estudo do movimento de Bennette . . J. Prosthet Dent. 1984: 51:642-6.

38. Hobo S. Uma investigação cinemática do movimento da borda mandibular por meio de um sistema de medição eletrônico. Parte MI: Centro rotacional de movimentos laterais. J. Prosthct Dent. 1984: 52:66-72.

39. 1 lobo.S . técnica de mesas gêmeas para reabilitação oclusal: Parte 1 - Mecanismo de guia anterior. J. Prosthet Dent.1991; 56: 299-303.

40. Hobo.S , técnica de mesas gêmeas para reabilitação oclusal: Parte U - Procedimentos clínicos. J. Prosthct Dent.1991 66:471-477.

41. Hobo.S : Técnica de lablc duplo para reabilitação oclusal: Parte 1: Mecanismo de guia anterior. J. Prosthet Dent: 1991: 66:299.

42. Ismail. Y e Arthur, G. A consistência da técnica de deglutição na determinação da dimensão vertical oclusal em pacientes desdentados. J. Prosihet Dent.1968; 19:230.

43. Jemt . T., Lundquist. S. e Hedegard . B. Função de grupo ou proteção canina. J Prostheic Dent 1982; 48:719-724.

44. Jones. SSM Os princípios de obtenção de oclusão na reabilitação oclusal: J. Prosthet Dent. 1963; 13:706-13.

45. Kahnm . AE A importância das posições dos dentes caninos e anteriores na oclusão. J. Prosthet Dent 1977; 37: 397-410.

46. Kapur L & Yurkstas . BS: Uma avaliação de registros de relação cêntrica obtidos por várias técnicas. J. Prosthet Dent 1957; 770.

47. Kawamura, Y. e Majima . T: Mecanismos sensoriais da articulação ternomandibular e atividades de controle dos músculos da mandíbula. J.Prosthet.Dent 1964; 43:150.

48. Kazis H, Kazir JK: Reabilitação completa de um mês por meio de partículas fixas ! Próteses dentárias, J. Prosthet Dent i960: 10: 296-303.

49. Kazis . Harry: Aspectos funcionais da reabilitação completa do mês. J.Prosthet Dent 4:833. 1954.

50. King. RC: Estabilização da mastigação funcional em registros de cera, J.Prosthel . Dent. 1971: 26:601-603.

51. Kingery. RH Uma revisão de alguns problemas associados à relação cêntrica. J. Prosthet Dcntl952; 2:307-319.

52. Kohno e Nakano. A medição e desenvolvimento da orientação anterior. J. Prosthet Dent 1987; 57:620-625.

53. l.evao . R.: Valor do registro do anis da dobradiça. J.Prosthet.Dent 5: 623-625. 1955.

54. Linkow LI: Uma técnica de reabilitação oral utilizando impressões de bandas de cobre. J. Prosthet Dent: 1961: 11:716-21.

55. Long TH Localizando relação cêntrica com um medidor de folha . J. Prosthet dent 1973; 29: 608.

56. Lucia Vo. Princípios de articulação DCNA 1979; 23:199-211.

57. Lucia. VO. O conceito gnatológico de ariculação , Dent.Clin.North Am.PP.183-197. Março de 1962.

58. Lucia.Vo . Relação central - Teoria e prática. J.Prosthe ! Dent 1960; 10:849.

59. Lundeen 11C, Shryock EF, GibbsCH . Uma avaliação dos movimentos da borda mandibular: seu caráter e significado. J. Prosthet Dent. 1978; 40:442- 52

60. Lundeen TF, Mendoza F. comparação do deslocamento de Bennct medido no eixo da dobradiça e uma posição arbitrária do eixo da dobradiça. . J. Prosthet Dent. 1984; 40:442-52.

61. Lytle. RB: Relação vertical de oclusão pela percepção neuromuscular do paciente. J.Prosthet.Dent.1964; 14: 12-21.

62. Mann AW & Pankey . LD Reabilitação oral J. Prosthet Dcnt.1960; 10:135.

63. Mann. AW e Pankey LD: Reabilitação oral utilizando o instrumento Pankey -Mann e técnica de mordida funcional, DCNA.1959;2I5.

64. Mann. AW e Pankey LD: A filosofia PM de reabilitação oclusal. Dent.clin.N.Am.621-638.

65. Mann. AW e Pankey . LD: Reabilitação oral. J. Prosthet . Dent.1960; 10:135-162.

66. Mann. AW. e Pankey . LD: Uso do instrumento Pankey -Mann no planejamento do tratamento e restauração dos dentes posteriores inferiores. J.Prosthet.Dent . 1960: 10:135.

67. Mark O. Brose e Robert A. Tanquist , A influência do acoplamento anterior nos movimentos mandibulares. J. Prosthet . Dent.1987; 57:345

68. Eu Adam, DBCarregamento dentário e orientação da cúspide em oclusões de funções caninas e de grupo. J ProsthetDent 1976; 36:624-635.

69. Eu. Collum . BB: O eixo da dobradiça mandibular e método de localização. J. Prosthet Dcnt.1960: 10:428.

70. Eu. Mitlan L. B: Movimentos de borda da mandíbula humana. J. Prosthet Dent.l972:27:574.

71. McCracken. WL: Oclusão funcional na construção de próteses parciais removíveis. J. Prosthet dent. 1958: 8:955-963.

72. Meyer, FS Construção de dentaduras completas com oclusão funcional balanceada. J. Prosthet . Dent 1954; 4:440-445.

73. Meyer.FS : A técnica de caminho gerado em odontologia de reconstrução. J. Prosthet . Dent 1959; 9:432-440.

74. Meyer.M : Registros de relação central - revisão histórica. J. Prosthet . Dent 1982; 47:141-145.

75. Moloson.TS : Registro da dimensão vertical da oclusão. . J. Prosthet . Dent 1960; 10:258-259.

76. Murell.GA : Conflitos funcionais entre dentes anteriores. J. Prosthet . Dent 1972; 27:591-599.

77. Mecanismo neurológico subjacente aos movimentos cíclicos da mandíbula. J. Prosthet . Dent 1964; 14:667.

78. O'Leary TJ, Shanley DB e Drake RB Mobilidade dentária em oclusões com proteção de cúspide e função de grupo. J. Prosthet . Dent 1972; 27:21-25.

79. Okeson JP. Fundamentos da oclusão e temporomandibular distúrbios.St Louis.O CV meshy co 1985. Parte 1. J. Prosthet . Dent 1985; 53:420-425.

80. Possett SU: Movimento de dobradiça terminal da mandíbula. J. Prosthet . Dent 1957;7:787-797.

81. Reynolds JM: A organização da oclusão para dentes naturais, J. Prosthet . Dent 1971;26:56-67.

82. Riviera WC, Mohl ND restauração da dimensão vertical da oclusão em dentição severamente desgastada. DCNA 1992 julho: Vol 36, Num 3.

83. Roseblure RH e Hufmann RW: Calibre de folha com folha numerada consecutivamente. J. Prosthet . Dent 1985;54:652.

84. Schallhorn RG: Um estudo do centro arbitrário e do centro cinemático de rotação para montagens de arco facial. J. Prosthet . Dent 1957;7:162-169.

85. Schuyler CH: A função e importância da orientação incisal na reabilitação oral. J. Prosthet . Dent 1963;13:1011-29.

86. Schuyler CH: Uma avaliação da orientação incisal e sua influência na odontologia restauradora. J. Prosthet . Dent 1959;9:374-378.

87. Schuyler CH: Fatores de oclusão aplicáveis à odontologia restauradora. J. Prosthet . Dent 1953;3:78.

88. Schuyler. CI A função e importância da orientação incisal na reabilitação oral. J. Prosthet Dent.2001; 86:219-232.

89. Schuyler. CH: Fatorcs que contribuem para a oclusão traumática J. Prosthet.Dent.1961; 11:708.

90. Schuyler. CH: Uma avaliação da orientação incicial e sua influência na odontologia restauradora. J.Prosthet.Dent . 1959:9: 374.

91. Schuyler. CH: Fatores de oclusão aplicáveis à odontologia restauradora. J.Prosthel.Dent.1953; 3:722-782.

92. Schweitzer JM: uma avaliação de 50 anos de odontologia reconstrutiva. Parte I: relações maxilares e oclusão. J. Prosthet Dent: 1981:45:383-8.

93. Schweitzer JM: uma avaliação de 50 anos de odontologia reconstrutiva. Parte II: Eficácia. J. Prosthet Dent: 1981; 45:492-8.

94. Schweitzer.JM . Tratamento de reabilitação oral e avaliação vol-1 e vol- ll. The Mosby co.saint Louis. 1964.

95. SchweiUer.JM . Uma avaliação de 50 anos de odontologia reconstrutiva. Parte I: Relações maxilares e oclusão. J. Prosthet Dent: I981:vo! 5:383.

96. Sears. VH Oclusão cêntrica e excêntrica. J. Prosthet Dent.i960: 10:1029-1036.

97. Shafagh , I., et a:. Variância diurna da posição da relação cêntrica. J. **Prosthet** Dent.1975: 34:574-582.

98. Shwcitzer . JM Odontologia Restauradora: Meio século de reflexão. J.Prosthet Dent. 1974; 31:22.

99. Silverman. MM. O método de fala na medição da dimensão vertical J.Prosthct Dent. 1953: 3:193.

100. Silverman. MM: O método de fala na medição da dimensão vertical. J.Prosthet.Dent.1953: 193-199.

101. Silverman. SI: Registro de dimensão vertical: Um fenômeno tridimensional, a. Parte I: J Prosthet Dent 1985: 53:420-425. b. Parte II: J. Prosthet Dent 1985; 53:573-577.

102. Solomon.EGR . Relações craniomandibulares. Determinante II: Relação cêntrica da mandíbula. JPDoct . 2001 vol. I. Num 3.

103. Stallard II. Stuart CE eliminando a orientação dentária em dentições naturais. Português J. Prosthet Dent. 1961; 11:474-79.

104. Stallard.H , e Stuart, CE: conceito de oclusão: que tipo de oclusão deve ser dada aos dentes recurvados ? Dent.Clin.north Am 1963; PP.591-606. 1963.

105. Stuart CE: por que a restauração dentária deve ter cúspides.J.Proslhet.DenU960;IO; 553-555.

106. Stuart, CE: Boa oclusão para dentes naturais. J. Prosthet Dent.1964; 14:716.

107. Stuart. CU. Stallard H: Princípios envolvidos na restauração da oclusão para dentes naturais. J. Prosthel Dent.1960; 10: 304.

108. Sumiya Hobo: Técnica de mesa dupla para reabilitação oclusal. Parte 11 procedimentos clínicos. Journal of Prosthetic Dentistry: 1991:66: 471.

109. Swerdlow , H. Dimensão vertical - revisão de literatura. J. Prosihei Dent.1965; 15:241.

110. Dentes. J Prosthet Dent 1971; 26:56.

111. Tukoyama . H. Hobo S. a derivação de fórmulas cinemáticas para movimento mandibular. Int. J. Proslhet Dent. 1989: 2; 285-95.

112. Turner.KA . &. Missislian.DM . J. Proslhet Dent 1984; 52: 467.

113. Turrcl , AJW: Avaliação clínica da dimensão vertical. J Prosthet Dent.1972; 28:238-246.

114. Tun-ell. AJW Avaliação clínica da dimensão vertical. J.Prosthet Dcnt.1972; 28:238-246.

115. Twler , VM: A relação entre a dimensão vertical da oclusão e as forças geradas pelo fechamento dos músculos da mastigação . J.Prosthel . Dent.9; 22: 284-288.

116. Victor O. Lucia. Conceitos gnatológicos modernos - atualizado Quintessence Publishing Co., 1983.

117. Vig . RG: Uma técnica modificada de mastigação e impressão funcional. J. Prosthet Dent.1964; 14214-220.

118. Wagner. A.: Comparação de quatro métodos para determinar a posição de repouso da mandíbula. J. Proslhet Dent 1971: 25: 506.

119. Walker PM. Uma técnica para o ajuste de peças fundidas em um procedimento de remontagem. J. Prosthet Dent. 1981:46:263-70.

120. Wassler.RW . Considerações ao planejar reabilitação oclusal: Uma revisão da literatura.

121. Weinberg. L.: Dimensão vertical: Uma pesquisa e análise clínica. J. Prosthet Português Dnt . 1982; 47:290-302.

122. Weinberg.LA . Dimensão vertical: Uma pesquisa e análise clínica. J.Prosthet.Dent . 1982; 47:290-301.

123. Williamson. EH e Lundquist. DO Orientação anterior; Seus efeitos na atividade eletrográfica dos músculos temporais do aster. J. Prosthet Dent 1983:49:816-823.

124. Williamson. E. H.ct al. Relação cêntrica: Uma comparação entre posição determinada pelo músculo e orientação do operador. Am J. Ortho 1980; 77:133-145. J. Prosthet Dent.1978; 39:561-564.

125. Woelfel . JB, Hickey JC e Rinnear . L: Evidências lilectromiográficas que apoiam a teoria da dobradiça mandibular. J.Prosthet.Dent . 1957; 7: 361.

126. Madeira. Relação central GW e a posição de tratamento na reabilitação da oclusão. Uma abordagem fisiológica. Parte I: Desenvolvendo a postura mandibular ideal. J Proslhet Dent 1988; 59:647-651.

127. Ycmm , R, e Berry. D.: Controle passivo na posição de repouso mandibular. J.Prosthel.Dent.l969:22:30.

128. Song MY, Park JM, Park EJ. Reabilitação bucal completa de paciente com dentição severamente desgastada: relato de caso. J Adv Prosthodont . 2010 set;2(3):106-10. doi : 10.4047/jap.2010.2.3.106. Epub 2010 set 30. PMID: 21165279; PMCID: PMC2994694.

129. Tiwari B, Ladha K, Lalit A, Dwarakananda Naik B. Conceitos oclusais na reabilitação de boca inteira: uma visão geral. J Indian Prosthodont Soc. 2014 dez;14(4):344-51. doi : 10.1007/s13191-014-0374-y. Epub 2014 jun 25. PMID: 25489156; PMCID: PMC4257939.

130. Al- Nowaiser AM, Al Suwyed AS, Al Zoman KH, Robert AA, Al Brahim T, Ciancio SG, Al Mubarak SA, El Meligy OA. Influência da reabilitação bucal completa na qualidade de vida relacionada à saúde bucal entre crianças com deficiência. Clin Exp

Dent Res. 2017 Set 8;3(5):171-178. doi : 10.1002/cre2.78. PMID: 29744197; PMCID: PMC5839220.

131. Ghalaut P, Shekhawat H, Meena B. Reabilitação de boca inteira com implantes basais de carga imediata: relato de caso. Natl J Maxillofac Surg. 2019 Jan-Jun;10(1):91-94. doi : 10.4103/njms.NJMS_87_18. PMID: 31205395; PMCID: PMC6563623.

132. Thimmappa M, Katarya V, Parekh I. Filosofias da reabilitação de boca inteira: Uma revisão sistemática de estudos clínicos. J Indian Prosthodont Soc. 2021 Jan-Mar;21(1):19-27. doi : 10.4103/jips.jips_397_19. PMID: 33835065; PMCID: PMC8061435.

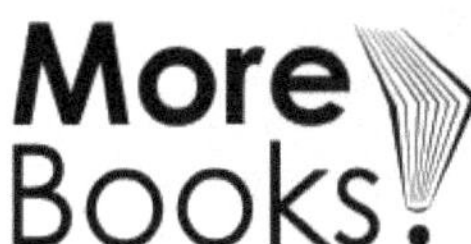

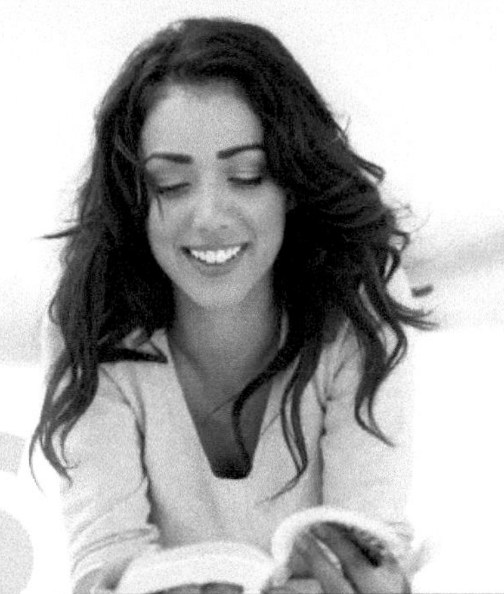

yes

I want morebooks!

Buy your books fast and straightforward online - at one of world's fastest growing online book stores! Environmentally sound due to Print-on-Demand technologies.

Buy your books online at
www.morebooks.shop

Compre os seus livros mais rápido e diretamente na internet, em uma das livrarias on-line com o maior crescimento no mundo! Produção que protege o meio ambiente através das tecnologias de impressão sob demanda.

Compre os seus livros on-line em
www.morebooks.shop

info@omniscriptum.com
www.omniscriptum.com

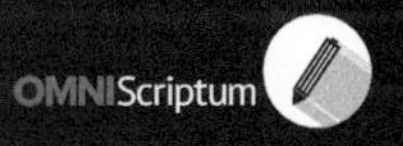

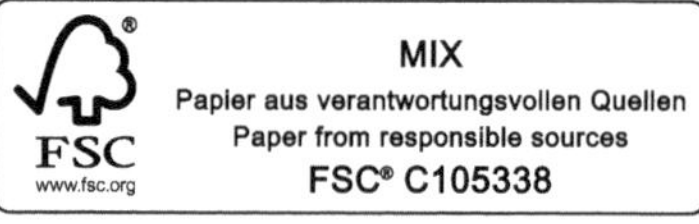

Printed by Books on Demand GmbH, Norderstedt / Germany